Das Grüne Smoothies 1x1

Schritt für Schritt zu einem gesünderen Leben

- Gesund Abnehmen, Entgiften & Entschlacken -

Antje Welten

KIWI
PUBLISHING

ISBN-13: 978-1512267631
ISBN-10: 1512267635

(M)EINE HERZENSANGELEGENHEIT

Wenn ein Familienmitglied stirbt, ist die emotionale Belastung bei den Hinterbliebenen groß. Besonders hart ist es aber für Kinder und so habe ich als heranwachsendes Mädchen während meiner Trauerphase eine Essstörung entwickelt. Dank rechtzeitiger ärztlicher Diagnose und Therapie habe ich heute, im Alter von 28 Jahren, diese Phase glücklicherweise überwunden.

Doch warum schreibe ich das? *Nun, einen kleinen Teil meiner Genesung habe ich der rohköstlichen Ernährung, insbesondere den Grünen Smoothies zu verdanken. Als ich damals von dem Konzept einer gesunden Mahlzeit in flüssiger Form gehört habe, war ich sofort begeistert. Fortan fiel es mir trotz Appetitlosigkeit nicht mehr so schwer, mich gesund zu ernähren.*

Heute möchte ich mein Wissen und meine Erfahrungen mit anderen Menschen teilen. Dieses Buch richtet sich an alle, die sich gesünder ernähren möchten.
Darum lade ich Sie recht herzlich ein:

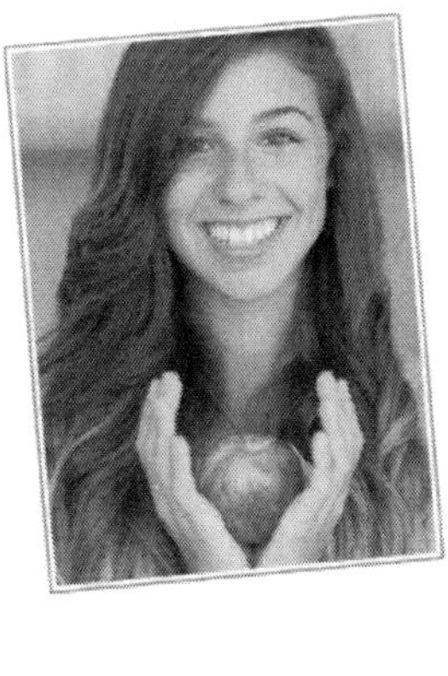

- *Schritt für Schritt in die Welt der Grünen Smoothies einzutauchen*
- *101 köstliche Rezepte zu entdecken (für Anfänger bis Profis)*
- *Die typischen Anfängerfehler direkt zu vermeiden*

…und das Leben zu genießen!

Ich bedanke mich für Ihr Vertrauen

Antje Welten

Inhalt

1.Das Grüne Smoothies 1x1

Im folgenden Kapitel finden Sie grundlegende Informationen rund um das Thema *Grüne Smoothies.* Dieser Teil richtet sich vor allem an Anfänger. Keine Angst, Sie müssen kein Experte sein, um das Prinzip hinter den trendigen Powerdrinks zu verstehen und es erfolgreich umzusetzen. Lassen Sie sich Schritt für Schritt und ganz unkompliziert für die *Grüne Glücksformel* begeistern und erleben Sie ein ganz neues, gesünderes Lebensgefühl.

1.1 Was sind Grüne Smoothies?

Grüne Smoothies sind Mixgetränke und bestehen in der Regel aus einer grünen Grundlage (Blattgemüse, Pflanzengrün, Garten- bzw. Wildkräuter) in Kombination mit Früchten und Wasser. Die grünen Köstlichkeiten stammen ursprünglich aus den USA, wo sie bereits in den 1920er Jahren über eine Saftbar-Kette vertrieben wurden. Mittlerweile ist der Trend auch bei uns angekommen und die vitalstoffreichen *Power-Drinks* erfreuen sich einer immer größer werdenden Beliebtheit. Verständlich, denn in der hektischen Zeit in der wir leben, wollen wir uns einerseits schnell und andererseits auch gesund ernähren. Zu oft greifen wir dabei jedoch auf ungesunde Fertiggerichte zurück, was zur Folge hat, dass bis zu zwei Drittel der Bevölkerung an Vitalstoffmangel leidet, sich im Alltag ausgelaugt und schlapp fühlt und ein geschwächtes Immunsystem hat. Schnell und einfach zubereitet bieten *Grüne Smoothies* daher die perfekte Alternative.

Die Basiszutaten eines klassischen *Grünen Smoothies* im Überblick:

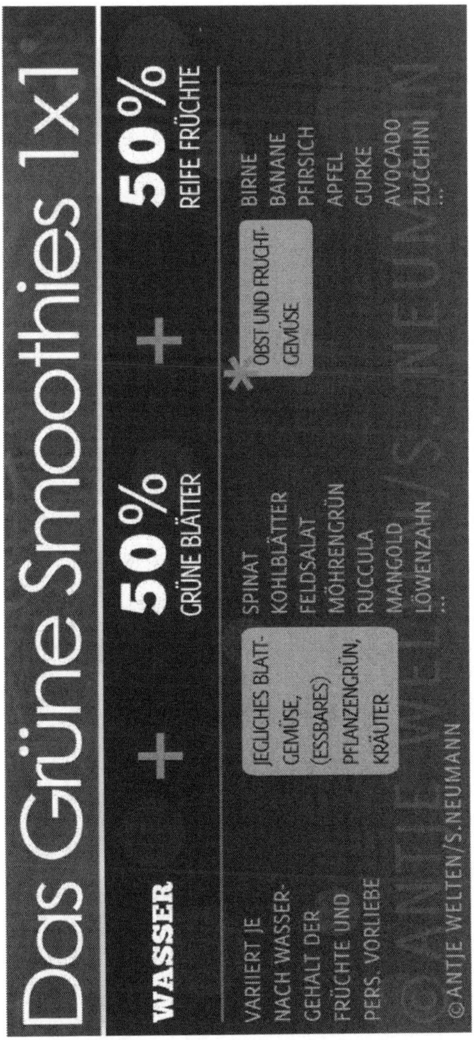
Das Grüne Smoothies 1x1
WASSER
VARIIERT JE NACH WASSERGEHALT DER FRÜCHTE UND PERS. VORLIEBE
+
50%
GRÜNE BLÄTTER
JEGLICHES BLATTGEMÜSE, (ESSBARES) PFLANZENGRÜN, KRÄUTER
SPINAT
KOHLBLÄTTER
FELDSALAT
MÖHRENGRÜN
RUCCULA
MANGOLD
LÖWENZAHN
...
+
50%
REIFE FRÜCHTE
* OBST UND FRUCHTGEMÜSE
BIRNE
BANANE
PFIRSICH
APFEL
GURKE
AVOCADO
ZUCCHINI
...
©ANTJE WELTEN/S.NEUMANN

* Da *Grüne Smoothies* je nach Rezept eine herbe Note haben können, empfehle ich Anfängern zunächst mit 60-70% süßem Obst und 30-40% Grün zu beginnen und sich nach und nach an die 50/50-Mischung heranzutasten.

Besonders beliebt ist auch die Verwendung von sogenannten Superfoods (z.B. Chia-Samen, Goji-Beeren oder Aloe Vera). Dabei handelt es sich um Lebensmittel, die über eine überdurchschnittlich hohe Konzentration an Nährstoffen verfügen. Auch der Einsatz von anderen Flüssigkeiten wie Kokoswasser, Mandelmilch oder Apfelsaft ist möglich und sorgt für das ganz besondere Geschmackserlebnis. Egal ob Gewürze, Nüsse oder Öle – ihrer Kreativität sind keine Grenzen gesetzt. Experimentieren ist ausdrücklich erlaubt!

1.2 Die Vorteile von Grünen Smoothies

Grüne Smoothies sind wahre Vital- und Nährstoff-Bomben. Sie versorgen unseren Körper u.a. mit lebenswichtigen Vitaminen, Mineralstoffen, Spurenelementen, gesättigten Fettsäuren und Antioxidantien. Eine genaue Aufschlüsselung der Zutaten samt Nährstoffen und deren Funktionen finden Sie in *Kapitel 2*, doch zunächst widmen wir uns den wichtigsten Vorteilen:

✔ **Nährstoffreich dank Rohkost**

Bei der Verwendung von Obst, verwertet man - im Gegensatz zu herkömmlichen Fruchtsäften - die ganzen Früchte. Es wird püriert und nicht entsaftet, wodurch wirklich alle Nährstoffe der Früchte aufgenommen werden können. Selbst Schalen und Kerngehäuse sind für einen leistungsstarken Mixer kein Problem und können ebenfalls mitverwertet werden. Netter Nebeneffekt: Küchenabfälle werden vermieden. Weiterhin verwendet man bei der Zubereitung von *Grünen Smoothies* nur ungekochte bzw. rohe Zutaten, sodass hitzelabile Nährstoffe wie z.B. Vitamin C in vollem Umfang erhalten bleiben.

✔ Optimale Aufnahme der Nährstoffe

Pflanzenzellen besitzen eine stabile Zellwand – gründliches Kauen ist somit unumgänglich. Bei der Zubereitung eines *Grünen Smoothies* übernimmt der Mixer die Aufgabe des Kauens. Er zerkleinert die Zutaten und spaltet die Pflanzenzellen auf, wodurch der Magen entlastet und eine optimale Verdauung gewährleistet wird. Somit können die Nährstoffe besonders gut vom Organismus aufgenommen werden.

✔ Gesättigt und trotzdem nicht müde

Besonders Pflanzengrün enthält viele sättigende Ballaststoffe. Durch die Aufnahme in flüssiger Form und die dadurch mühelose Verdauung, tritt jedoch keine Müdigkeit nach dem Verzehr eines *Grünen Smoothies* auf. Ganz im Gegenteil, denn durch das pürierte Obst wird jede Menge Traubenzucker freigesetzt, welcher bereits im Mund über die Schleimhäute aufgenommen wird und somit für einen schnellen Energieschub sorgt. Darum sind *Grüne*

Smoothies besonders für Morgenmuffel absolut empfehlenswert.

✔ **Schnell, einfach und lange haltbar**

Grüne Smoothies sind binnen 5-10 Minuten zubereitet und können für den ganzen Tag vorbereitet werden. Füllt man die Smoothies in ein verschließbares Gefäß ab (z.B. ein Schraubglas oder eine Thermosflasche) und lagert sie im Kühlschrank, halten sie sogar bis zu drei Tage. Durch die schnelle Zubereitung und die unkomplizierte Handhabung, bietet es sich sehr gut an den allseits beliebten Coffee to Go durch einen *Grünen Smoothie* zu ersetzen.

✔ **Abwechslungsreich und lecker**

Blattgemüse, Obst und Kräuter – alles lässt sich nach Herzenslust miteinander kombinieren. Je nachdem mit wie viel Wasser Sie „arbeiten“, können Sie selbst die Konzentration bestimmen. Somit wäre auch ein Pudding oder eine Suppe denkbar. Durch die Variation der Zutaten, dem Mixverhältnis (Grün/Frucht) und der Konsistenz kommt somit nie Langeweile auf.

1.3 Grüne Smoothies als vollwertige Mahlzeit

Seit der Industrialisierung ist Rohkost weitestgehend von unserem Speiseplan verschwunden und wurde durch stark verarbeitete Nahrung ersetzt. Während das besonders nähr- und vitalstoffreiche Blattgrün bei vielen Menschen sein Dasein bestenfalls als Deko für Schnitzel und Pommes fristet, gibt es immer mehr Menschen die auf eine rohköstliche Ernährung schwören. Spätestens seit dem Trend zur veganen Ernährung sollte jedem klar sein, dass Rohkost eine vollwertige Mahlzeit darstellt. *Grüne Smoothies* sind nichts anderes als Rohkost in flüssiger Form und ein Glas mit 0,5 bis 1,0 Liter ersetzt darum eine komplette Mahlzeit. Der tägliche Verzehr von *Grünen Smoothies* ist sehr empfehlenswert und auch gegen mehrere reine *Grüne Smoothie-Tage* (z.B. als Detox-Kur) ist nichts einzuwenden.

1.4 Die Wahl des richtigen Mixers

Während Sie bei der Zubereitung der *Grünen Smoothies* Ihrer Kreativität freien Lauf lassen können, sollten Sie bei der Wahl des Mixers genauer hinschauen. Herkömmliche Haushalts- bzw. Standmixer sind zwar günstig, doch bieten längst nicht die Leistung und den Komfort eines Hochleistungsmixers.

Lassen Sie uns einen Vergleich anstellen:

Haushaltsmixer	Hochleistungsmixer
Leistung	
- 300 bis 500 Watt Leistung und somit eine niedrige Drehzahl; Zutaten müssen vorher sehr klein geschnitten werden; Zubereitung dauert sehr lange; Sämigkeit des Smoothies nicht optimal; Motor kann bei großer Füllmenge Schaden nehmen	+ 1000 bis 1800 Watt Leistung und somit hohe Umdrehungszahl; Zutaten müssen nur grob zerkleinert werden und auch härtere Schalen können verarbeitet werden; Zubereitung binnen Sekunden; Perfekte Konsistenz
Überhitzung	
- Längeres Mixen notwendig, wodurch es zu Erwärmung und somit zum Verlust von wichtigen Nährstoffen kommen kann (siehe *Kapitel 1.2* – Nährstoffreich dank Rohkost); Motorschaden durch Überhitzung möglich	+ Keine Erwärmung, da der Smoothie in wenigen Sekunden fertig gemixt ist; Nährstoffe bleiben alle erhalten
Aufspaltung der Pflanzenzellen	
- Trotz scharfer Messer reicht die Leistung nicht, um die Pflanzenzellen	+ Problemlose Aufspaltung der Zellen; Nährstoffe werden alle

garantiert aufzuspalten und alle Nährstoffe freizusetzen; Schlechtere Verdauung (siehe *Kapitel 1.2* – Optimale Aufnahme der Nährstoffe)	zugänglich; Optimale Verdauung gewährleistet
Geschmack	
- Keine optimale Sämigkeit; Geschmäcker einiger Nährstoffe nicht vorhanden, da diese nicht freigesetzt werden; Generell ist der Geschmack nicht so intensiv	+ Cremige Konsistenz; Durch Freisetzung aller Nährstoffe, können sich diese mit den anderen Nährstoffen verbinden und sorgen für einen besonders intensiven Geschmack
Preis	
+ bereits für unter 100€ erhältlich	- teuer; ab 300€ erhältlich

Die Vorteile eines Hochleistungsmixers liegen ganz klar auf der Hand. Mit bis zu 40.000 Umdrehungen pro Minute lässt er keine Wünsche offen, was sich natürlich im Preis bemerkbar macht. Viele Menschen schrecken die hohen Anschaffungskosten ab, wobei man bedenken sollte, dass die Geräte meist für den professionellen Einsatz (z.B. in Restaurants, Cafés oder Bars) konzipiert wurden. Das bedeutet, dass diese Mixer äußerst belastbar und somit sehr langlebig sind. Während Sie einen günstigen Haushaltsmixer bei einem Defekt entsorgen würden, bieten Ihnen viele Hersteller auch einen Reparaturservice an.

Persönlicher Tipp: Falls Sie sich noch unsicher sind, ob *Grüne Smoothies* überhaupt etwas für Sie sind, verwenden Sie zunächst einen Haushaltsmixer. Wenn Sie Gefallen an den *Grünen Smoothies* gefunden haben, können Sie sich immer noch ein Profigerät zulegen. Überlassen Sie Ihren ausrangierten Mixer eventuell Ihren Freunden, Verwandten oder Bekannten und bewegen Sie Ihre Liebsten somit zu einer gesünderen Lebensweise. Ein Stabmixer ist übrigens völlig ungeeignet für die Zubereitung von *Grünen Smoothies*, da er nicht die Leistung besitzt um die zähen Pflanzenfasern zu einer cremigen Konsistenz zu verarbeiten.

1.5 Kaufkriterien des Mixers

Falls Sie sich nun doch für den Kauf eines Hochleistungsmixers entschieden haben, stehen Sie vor der Qual der Wahl, denn auch in der Spitzenklasse ist die Auswahl an Produkten riesig. Darum schauen wir uns nun die Punkte an, die Sie beim Kauf eines Hochleistungsmixers unbedingt beachten sollten:

✔ **Leistung**

Einer der wichtigsten Faktoren beim Kauf eines Hochleistungsmixers ist die Leistung. Hierbei gilt die Faustregel: Je größer der Behälter ist, desto stärker sollte auch der Motor sein. Der Mixer sollte über eine Leistung von mindestens 1.000 Watt verfügen.

✔ **Drehzahl**

Ein zweiter entscheidender Punkt ist die Drehzahl. Von einem Hochleistungsmixer spricht man ab einer Drehzahl von mindestens 25.000 Umdrehungen pro Minute.

✔ **Behälter**

Bei der Größe des Behälters haben Sie die Wahl zwischen einer Füllmenge von 0,5 l bis hin zu 2,0 l. Große Behälter sind eher für den gewerblichen Gebrauch oder für Familien geeignet. Leben Sie allein oder zu zweit, empfiehlt es sich auf einen kleineren Behälter zurückzugreifen. Das schont nicht nur Ihr Portemonnaie, denn bei einem großen Behälter und einer zu geringen Füllmenge kann es u.a. vorkommen, dass die Messer die Zutaten nicht optimal erreichen.

✔ **Material**

Der Behälter eines Mixers besteht entweder aus Kunststoff oder aus Glas. Ein Glasbehälter verfärbt sich nicht, er zerkratzt nicht und nimmt keine Gerüche auf. Dafür ist er auch umso teurer. Für den Heimgebrauch reicht ein Kunststoffbehälter vollkommen aus. Dabei verwenden einige Hersteller jedoch minderwertiges Plastik, welches BPA (Bisphenol A) enthält. Obwohl es noch keine genauen Studien gibt, gilt BPA als gesundheitsschädlich. Bei einigen Produkten (z.B.

Babyfläschchen) wurde der Einsatz von BPA sogar europaweit verboten. Achten Sie beim Kauf eines Mixers also darauf, dass der Behälter BPA-frei ist. Das folgende Siegel hilft Ihnen BPA-freie Geräte zu erkennen:

✔ **Hygiene**

Um schädlichen Keimen und einer Korrosion des Messers vorzubeugen, empfiehlt es sich den Mixer nach jeder Benutzung zu reinigen. Das kann schnell lästig werden, darum sollten Sie beim Kauf darauf achten, dass das Gerät leicht zu reinigen ist. Greifen Sie dabei auf die Erfahrungen anderer Kunden zurück und lesen Sie deren Rezensionen in Onlineshops oder Internetforen.

✔ **Lautstärke**

Je mehr Leistung ein Mixer hat, umso höher ist auch seine Lautstärke. Da der Mixvorgang jedoch nur einige Sekunden andauert, ist dieser Punkt für die meisten Menschen nicht ganz so entscheidend. Haben Sie allerdings Kinder, denen Sie beispielsweise vor dem Aufstehen einen *Grünen Smoothie* zubereiten möchten, könnte die Lautstärke eine wichtige Rolle spielen. Auch hier empfiehlt es sich die Meinungen von anderen Kunden in Onlineshops oder Internetforen einzuholen

✔ **Reparatur & Garantie**

Da die Anschaffungskosten für einen Profimixer sehr hoch sind und ein Defekt niemals ausgeschlossen werden kann, sollten Sie sich vor dem Kauf informieren, ob der Hersteller eine Garantie anbietet, die über die gesetzliche Mindestlaufzeit von zwei Jahren hinausreicht. Achten Sie außerdem darauf, dass der Hersteller einen Reparaturservice bei einem Defekt anbietet.

1.6 Meine 7 pers. Anfänger-Tipps

Bevor wir uns gleich aktiv mit der Zubereitung der *Grünen Smoothies* befassen, möchte ich Ihnen noch ein paar persönliche Tipps mit auf den Weg geben.

1. Mit Zeit und Genuss

Gerade wenn Sie einen *Grünen Smoothie* als vollwertige Mahlzeit zu sich nehmen, sollten Sie diesen langsam und in kleinen Schlucken trinken. *Grüne Smoothies* dienen nicht als Durstlöscher. Als Zwischenmahlzeit empfehle ich den Smoothie ca. 30

Minuten vor bzw. nach der Hauptmahlzeit zu verzehren, da er wie bereits erwähnt sehr sättigend wirkt.

2. Weniger ist mehr

Im Internet stößt man häufig auf Rezepte mit schier unendlich vielen Zutaten. Als Anfänger ist man dann schnell überfordert, zumal man oft gar nicht alle Zutaten im Haus hat. Darum sollten Sie sich zunächst auf die einfachen Rezepte mit bis zu 4 Zutaten konzentrieren. Vermeiden Sie zu Beginn außerdem die Verwendung von mehreren Kräutern in einem Smoothie und beschränken Sie sich stattdessen auf eine Sorte, da einige Kombinationen einfach nicht gut miteinander harmonieren. Bei der Zusammenstellung der Rezepte in diesem Buch, habe ich stark auf diesen Punkt geachtet, damit Ihnen Ihre ersten *Grünen Smoothies* garantiert gelingen.

3. Das richtige Mix-Verhältnis

Viele Menschen sind am Anfang den herben und teilweise bitteren Geschmack der *Grünen Smoothies* nicht gewohnt. Testen Sie daher zu Beginn lieber die Rezepte mit einem hohen Anteil an süßen Früchten bzw. erhöhen Sie den Obstanteil in den Rezepten (z.B. 30-40% Grün und 60-70% Obst). Mit der Zeit sollten Sie den Obstanteil dann senken, um ihre Smoothies grüner und somit gesünder werden zu lassen. Ist Ihnen ein Smoothie dennoch zu herb, können Sie ihn mit Datteln, etwas roher Agave oder Stevia (pflanzlicher

Süßstoff) nachsüßen. Für den Einstieg empfehle ich Ihnen die Spinat-Rezepte auszuprobieren, da Spinat einen relativ milden Geschmack hat.

4. Wurzel- und Knollengemüse vermeiden

Verzichten Sie gänzlich auf stärkehaltiges Wurzel- und Knollengemüse wie Kürbis, Kohlrabi, Rote Bete und Karotten, da dieses in Kombination mit der Fruchtsäure des Obstes zu Verdauungsbeschwerden führen kann. Ebenfalls nicht zu empfehlen sind Auberginen, Spargel, Blumenkohl, Brokkoli und Pastinaken. Das Pflanzengrün der aufgeführten Gemüsesorten eignet sich jedoch wunderbar für die Smoothies.

5. Mit Kreativität und Freude

Zugegebenermaßen sorgen nicht alle Kombinationen für das perfekte Geschmackserlebnis. Bei der Verwendung von Kräutern sollten Sie als Anfänger besonders vorsichtig sein und lieber nur eine Sorte Kräuter pro Rezept verwenden. Die Rezepte in diesem Buch sind allesamt getestet, doch lassen Sie sich trotzdem nicht davon abhalten mit den Zutaten und Mengen zu experimentieren. Mit der Zeit werden Sie ein Gefühl dafür bekommen, was zusammenpasst und was nicht und Spaß daran haben, Ihre eigenen *Smoothie-Kreationen* zu entwickeln.

6. Lange genug mixen

Viele Anfänger verwenden zu Beginn meist einen handelsüblichen Haushaltsmixer. Einige von Ihnen werden vielleicht enttäuscht sein, weil Sie damit nicht die gewünschte Sämigkeit erreichen. Zerkleinern Sie die Zutaten daher gut und mixen Sie Ihren *Grünen Smoothie* auch lange genug (ruhig 2 bis 3 Minuten), um eine schöne, cremige Konsistenz zu erhalten. Doch egal wie lange sie auch mixen, seien Sie sich bewusst, dass Sie mit einem Hochleistungsmixer immer ein besseres Ergebnis erzielen werden. Auf den Gebrauch eines Stabmixers sollten sie wie bereits erwähnt gänzlich verzichten, da dieser nicht genug Leistung hat und der Smoothie sehr faserig wird.

7. Der Detox-Effekt

In unserem Alltag nehmen wir ganz unvermeidbar Giftstoffe auf (z.B. Pestizide, Schwermetalle und Lösungsmittel), die sich in unserem Nervensystem, Binde- und Fettgewebe ablagern. Die Folgen können u.a. Müdigkeit, Hauterkrankungen und Kopfschmerzen sein, weshalb wir unseren Körper regelmäßig von diesen Giftstoffen befreien sollten. Das Wort Detox bzw. Detoxifikation stammt aus dem Lateinischen und heißt übersetzt Entgiftung bzw. Reinigung. *Grüne Smoothies* reinigen unseren Körper nicht nur sehr gut, sondern versorgen ihn gleichzeitig mit allen wichtigen Nährstoffen, sodass keine Mangelerscheinungen auftreten. Aus diesem Grund schwören viele Menschen auf regelmäßige Detox-Kuren mit *Grünen Smoothies*, worum es in diesem Buch hier allerdings nicht gehen soll. Wichtig zu wissen ist, dass beim Verzehr von *Grünen Smoothies* Entgiftungserscheinungen auftreten können, wenn Sie eine rohköstliche Ernährung nicht gewohnt sind. Das ist ganz normal, denn die Giftstoffe werden erst nach und nach abgebaut und müssen dann natürlich auch ausgeschieden werden. Bei mir persönlich war es zum Beispiel so, dass sich mein Hautbild in den ersten zwei Wochen verschlechtert hatte, als ich mit den *Grünen Smoothies* begonnen habe. Nach einer weiteren Woche hatte sich das Thema aber erledigt, mein Körper hatte sich dann an die Rohkost gewöhnt und mein Teint wurde zarter. Lassen Sie sich also nicht von kleineren Nebenwirkungen abschrecken, halten Sie durch und konsultieren Sie im Zweifelsfall Ihren Hausarzt.

1.7 Das 1x1 der Zubereitung

Bei der Zubereitung eines *Grünen Smoothies* spielt die Reihenfolge von Früchten und Grün keine Rolle. Die Einen mixen zuerst die Früchte oder das Grün, die Anderen mixen direkt alle Zutaten in einem Mixvorgang. Doch bei einem Punkt sind sich alle einig: Die Flüssigkeit kommt immer erst ganz zum Schluss, um die Konsistenz zu bestimmen. Um Ihnen den Einstieg zu erleichtern, werde ich Ihnen im folgenden Abschnitt meine persönliche Vorgehensweise aufzeigen:

1. Waschen Sie zunächst die Früchte und entfernen Sie dabei auch die Stiele, Blütenansätze und andere nicht essbare Teile. Je nachdem wie viel Leistung Ihr Mixer hat, schneiden Sie die Früchte eventuell klein. Die Verarbeitung von Kernen und Kerngehäusen sind für einen Hochleistungsmixer kein Problem. Das *Bundesinstitut für Risikobewertung (BfR)* rät jedoch, „vorsorglich darauf zu verzichten", da größere Mengen an Kernen gesundheitsschädliche Blausäure bilden können. Aus diesem Grund möchte ich dazu keine Empfehlung aussprechen und bitte Sie meine Entscheidung zu respektieren. Bei Fragen wenden Sie sich bitte an das *BfR*. Die Schalen von Bio-Lebensmitteln können Sie natürlich mitverarbeiten. Mixen Sie die Früchte nun zu einem Brei. Der Grund warum ich mit den Früchten beginne ist folgender: Die Früchte sind in der Regel weich, enthalten viel Flüssigkeit und der Fruchtbrei kann das faserige Grün im Anschluss viel besser aufnehmen. Dadurch lässt es sich einfacher zerkleinern.

2. Waschen Sie jetzt das Grün, lassen Sie es abtropfen und entfernen Sie wenn nötig schlechte Blätter. Geben Sie alle Zutaten zu dem Fruchtbrei in den Mixer und mixen Sie erneut.

3. Fügen Sie die Flüssigkeiten und die restlichen Zutaten (z.B. Superfoods) hinzu und starten Sie den Mixer erneut. Drehen Sie dabei ihren Mixer langsam

von der kleinsten Stufe hoch, damit Ihr *Grüner Smoothie* cremig wird.

4. Je nach gewünschter Konsistenz und Geschmack, können Sie noch etwas Wasser, Gewürze oder Süßungsmittel hinzufügen.

5. Dekorieren Sie Ihren *Grünen Smoothie* zum Schluss z.B. mit einem Gänseblümchen und genießen Sie ihn.

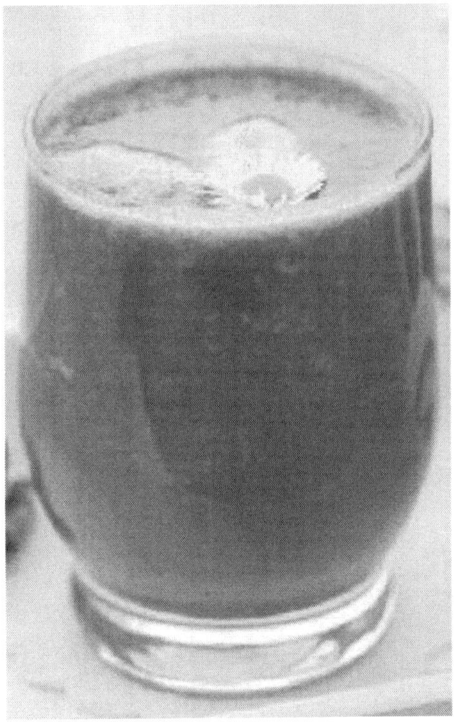

2.Zutaten, Nährstoffe & Funktionen

Im folgenden Kapitel widmen wir uns den einzelnen Lebensmitteln, den wichtigsten Nährstoffen und deren Bedeutung. Da man bei den Früchten einerseits zwischen Obst und Gemüsefrüchten unterscheidet und andererseits oft das Pflanzengrün der Gemüsefrüchte als grüne Grundlage verwendet, habe ich mich bewusst für eine Einteilung in Obst und Gemüse entschieden, um einen guten Überblick zu gewährleisten.

2.1 Gemüse

Artischocke - *Vitamin C, Biotin, Folsäure, Kalium, Kalzium, Magnesium, Phosphor, Eisen*
Aubergine - *Vitamin C, Folsäure, Kalium*
Blumenkohl - *Vitamin C, B1, B6, K, Folsäure, Pantothensäure, Kalium, Magnesium, Phosphor, Eisen*
Bohnen - *Vitamin K, Biotin, Kalium, Kalzium, Magnesium, Phosphor, Eisen*
Brokkoli - *Vitamin A, C, B1, B2, K, Folsäure, Pantothensäure, Provitamine (Karotinoide), Kalium, Kalzium, Magnesium, Phosphor, Eisen, Jod, Zink*
Champignons - *Vitamin B1, B2, D, B3, Pantothensäure, Kalium, Magnesium, Phosphor, Eisen, Jod*
Chicorée - *Vitamin A, Provitamine (Karotinoide), Kalium, Magnesium, Eisen*

Chinakohl - *Vitamin C, Folsäure, Kalium, Kalzium, Eisen*

Endivie - *Vitamin A, Folsäure, Provitamine (Karotinoide), Kalium, Kalzium, Magnesium, Phosphor, Eisen*

Erbsen - *Vitamin B1, B2, K, B3, Folsäure, Pantothensäure, Biotin, Kalium, Magnesium, Phosphor, Eisen, Zink*

Feldsalat - *Vitamin, A, Provitamine (Karotinoide), Folsäure, Kalium, Magnesium, Phosphor, Eisen, Jod*

Fenchel - *Vitamin C, B1, A, E, K, Provitamine (Karotinoide), Kalium, Kalzium, Magnesium, Phosphor, Eisen*

Grünkohl - *Vitamin C, B1, B2, B6, A, E, Provitamine (Karotinoide), Folsäure, Kalium, Kalzium, Magnesium, Phosphor, Eisen, Jod*

Gurke - *Vitamin C, K, Folsäure, Kalium, Eisen*

Kohlrabi - *Vitamin C, B3, Folsäure, Kalium, Kalzium, Magnesium, Phosphor, Eisen*

Kopfsalat - *Vitamin A, K, Provitamine (Karotinoide), Kalium*

Kürbis - *Vitamin A, Provitamine (Karotinoide), Kalium, Phosphor, Eisen*

Lauch - *Vitamin C, B1, B6, K, Folsäure, Kalium, Kalzium, Magnesium, Phosphor, Eisen*

Mais - *Vitamin B6, B3, Pantothensäure, Kalium, Magnesium, Phosphor*

Mangold - *Vitamin C, B2, A, Provitamine (Karotinoide), Kalium, Kalzium, Phosphor, Eisen*

Möhren - *Vitamin A, Provitamine (Karotinoide), Kalium, Kalzium, Magnesium, Eisen, Jod*
Paprika - *Vitamin C, B6, A, E, Provitamine (Karotinoide), Kalium*
Radieschen - *Vitamin C, Folsäure, Kalium*
Rettich - *Vitamin C, Folsäure, Kalium, Kalzium, Magnesium, Eisen*
Rhabarber - *Vitamin C, K, Kalium, Kalzium, Magnesium, Eisen*
Rosenkohl - *Vitamin B1, B2, B6, Folsäure, Kalium, Magnesium, Phosphor, Eisen, Zink*
Rote Bete - *Vitamin C, Folsäure, Kalium, Magnesium, Phosphor, Eisen*
Rotkohl - *Vitamin E, K, Kalium, Kalzium, Magnesium, Eisen*
Sauerkraut - *Vitamin C, B6, Kalium, Kalzium, Magnesium, Phosphor*
Schwarzwurzel - *Vitamin B1, E Kalium, Magnesium, Phosphor*
Sellerie - *Vitamin B6, A, K, Provitamine (Karotinoide), Kalium, Kalzium, Phosphor, Eisen*
Spargel - *Vitamin C, B1, K, Folsäure, Pantothensäure, Kalium, Magnesium, Phosphor, Eisen*
Spinat - *Vitamin C, B1, B2, B6, A, E, K, Provitamine (Karotinoide), Folsäure, Biotin, Kalium, Kalzium, Magnesium, Phosphor, Eisen, Jod*

Tomaten - *Vitamin C, B2, A, Provitamine (Karotinoide), Kalium, Magnesium*
Weißkohl - *Vitamin C, E, K, Kalium, Kalzium, Magnesium, Eisen*
Wirsing - *Vitamin B1, B6, A, E, Provitamine (Karotinoide), Kalium, Kalzium, Magnesium, Phosphor*
Zucchini - *Vitamin B1,K, Folsäure, Kalium, Magnesium, Eisen*
Zwiebel - *Vitamin C, Biotin, Kalium*

2.2 Obst

Ananas - *Vitamin C, Kalium, Magnesium*
Apfel - *Biotin, Kalium, Eisen*
Aprikose - *Vitamin A, Provitamine (Karotinoide), Kalium, Phosphor, Eisen*
Banane - *Vitamin B6, B3, Folsäure, Kalium, Magnesium, Phosphor*
Birne - *Vitamin C, Folsäure, Kalium*
Brombeeren - *Vitamin C, Folsäure, Kalium, Kalzium, Magnesium, Phosphor, Eisen*
Erdbeeren - *Vitamin C, Folsäure, Kalium, Magnesium, Phosphor, Eisen*
Grapefruit - *Vitamin C, Kalium, Magnesium*
Himbeeren - *Vitamin C, Folsäure, Biotin, Kalium, Kalzium, Magnesium, Phosphor, Eisen*

Honigmelone - *Vitamin C, A, Provitamine (Karotinoide), Kalium, Magnesium, Phosphor*
Johannisbeeren (schwarz) - *Vitamin C, Folsäure, Biotin, Kalium, Kalzium, Magnesium, Phosphor, Eisen*
Kirschen - *Vitamin C, Folsäure, Kalium, Magnesium, Phosphor*
Kiwi - *Vitamin C, K, Kalium, Kalzium, Magnesium, Phosphor, Eisen*
Mandarine - *Vitamin C, Kalium, Kalzium, Magnesium*
Mango - *Vitamin C, A, Provitamine (Karotinoide), Folsäure, Biotin, Kalium, Magnesium*
Melone (grün) - *Vitamin C, A, Provitamine (Karotinoide), Folsäure, Biotin, Kalium, Magnesium, Phosphor, Eisen*
Nektarine - *Vitamin A, Provitamine (Karotinoide), Kalium, Magnesium, Phosphor*
Orange - *Vitamin C, B1, Folsäure, Biotin, Kalium, Kalzium, Magnesium, Phosphor*
Pfirsich - *C, K, Biotin, Kalium, Phosphor, Eisen*
Pflaumen - *Vitamin K, B3, Pantothensäure, Kalium, Magnesium*
Stachelbeeren - *Vitamin C, Folsäure, Kalium, Magnesium, Phosphor, Eisen*
Wassermelone - *Vitamin C, Biotin, Panthotensäure, Kalium*
Weintrauben - *Vitamin C, K, Folsäure, Biotin, Kalium, Phosphor, Eisen*
Zitrone - *Vitamin C, Folsäure, Kalium, Magnesium*

2.3 Garten- & Wildkräuter

Basilikum – *Wirkt verdauungsfördernd, krampflösend, appetitanregend und hilft besonders gut bei Nervosität und Schlaflosigkeit*
Beifuß – *Hilft bei Verdauungsbeschwerden und Appetitlosigkeit*
Bohnenkraut – *Lindert Husten, stärkt den Magen und beugt Blähungen vor*
Brennnessel – *Wirkt blutreinigend, entschlackend, beruhigt die Nerven und aktiviert die Abwehrkräfte*
Brunnenkresse – *Regt den Stoffwechsel an und hilft bei Hauterkrankungen und Rheuma*
Dill – *Beruhigt die Nerven, wirkt krampflösend und ist besonders gut geeignet bei Schlafstörungen und Blähungen*
Estragon – *Fördert die Verdauung und den Gallenfluss*
Fenchel – *Gut geeignet bei Magen- Darmbeschwerden, Keuchhusten, Asthma und sonstigen Lungenerkrankungen*
Gartenkresse – *Reinigt das Blut, regt den Appetit an und ist verdauungsfördernd*
Giersch – *Wirkt besonders gut gegen Übelkeit, Verdauungsproblemen und Durchfall*
Kamille – *Wirkt entzündungshemmend, schmerzstillend und ist sehr gut geeignet bei Magen- Darmbeschwerden*

Knoblauch – *Senkt den Blutdruck, beruhigt den Darm und lindert Kreislaufstörungen*
Liebstöckel – *Besonders geeignet bei Magen-Darmbeschwerden, Sodbrennen und Blasenleiden*
Löwenzahn – *Wirkt heilsam für Leber und Niere aufgrund der Bitterstoffe*
Majoran – *Wirkt schleimlösend, nervenberuhigend, appetitanregend und hilft bei Magenkrämpfen, Geschwüren, Asthma und Schnupfen*
Oregano – *Wirkt krampflösend, verdauungsfördernd und hilft bei Erkrankungen der Atemwege*
Petersilie – *Reinigt das Blut, fördert die Verdauung und regt den Appetit an*
Pfefferminze – *Wirkt schmerzlindernd und ist sehr gut geeignet bei Magen- Darmbeschwerden, Erkrankungen der Atemwege und Leiden der Bewegungsorgane*
Rosmarin – *Gut geeignet bei niedrigem Blutdruck und bei Beschwerden im Magen- Darmbereich*
Salbei – *Wirkt keimtötend, schmerzlindernd, blutreinigend und hilft bei Erkrankungen der Atemwege und bei nächtlichem Schwitzen*
Sauerampfer – *Regt den Appetit an und wirkt blutreinigend*
Schafgarbe – *Besonders gut bei Magen-Darmbeschwerden, für das Herz und die Atemwege*

Schnittlauch – *Fördert die Verdauung und regt den Appetit an*
Spitzwegerich – *Hilft bei Durchfallbeschwerden*
Thymian – *Gut geeignet bei Husten, wirkt krampf- und schleimlösend, hilft bei Magen-, Darm- und Gallenbeschwerden und gegen Bronchitis*
Waldmeister – *Sehr beruhigende Wirkung, die Nervosität abbaut und bei schlechtem Schlaf hilft*
Zitronenmelisse – *Wirkt krampflösend und beruhigend und ist gut gegen Herz- Kreislaufbeschwerden und Blähungen*

2.4 Flüssigkeiten

Apfelsaft – *Vitamin A, B1, B2, B3, B6, C, Natrium, Kalium, Magnesium, Calcium, Eisen, Phosphor*
Karottensaft – *Vitamin A, C, Natrium, Kalium, Calcium, Phosphor*
Kokosmilch – *Vitamin B1, B3, B6, C, K, Natrium, Calcium, Kalium, Phosphor, Magnesium, Eisen, Folsäure, Pantothensäure*
Kokoswasser – *Vitamin B1, B2, B3, B6, B9, C, Kalium, Magnesium, Phosphor, Natrium, Pantothensäure, Calcium (Vitamine nur in sehr geringer Menge vorhanden)*

Limettensaft – *Vitamin A, B1, B2, B3, C, Provitamine (Karotinoide), Natrium, Kalium, Calcium, Phosphor, Eisen*
Mandelmilch – *Vitamin B1, B3, B6, B9, C, E, K, Pantothensäure, Magnesium, Kalzium, Eisen, Kalium, Zink und Phosphor*
Orangensaft – *Vitamin B1, B2, B6, C, Calcium, Magnesium, Eisen, Kalium, Phosphor, Natrium, Folsäure*

2.5 Superfoods

Die meisten Superfoods wachsen nicht in Europa und sind aus diesem Grund hierzulande kaum frisch erhältlich. Darum werden sie in Pulverform angeboten.

Aloe Vera – *Sorgt für ein besseres Hautbild*
Acai-Beeren – *Wirken entzündungshemmend, leistungssteigernd und regen die Potenz des Mannes an*
Aronia-Beeren – *Wirken stark entzündungshemmend, stärken das Immunsystem, beugen effektiv einer Hautalterung vor und schützen die Haut vor Umweltschadstoffen*
Baobab – *Beugt Magen- Darmerkrankungen vor, steigert die Leistungsfähigkeit und stärkt das Immunsystem*

Braunhirse – *Positive Wirkung bei Arthrose, Haarausfall und brüchigen Nägeln*

Camu Camu – *Stärkt das Immunsystem durch sehr hohen Vitamin C-Gehalt und wirkt positiv auf das Herz-Kreislauf-System*

Cashew-Kerne – *Helfen Bluthochdruck zu senken, lindern Kopfschmerzen, wirken stimmungsaufhellend und beruhigend zugleich, lösen innere Spannungszustände, helfen bei Schlaflosigkeit*

Chia-Samen – *Lindern Gelenkschmerzen, sorgen für ein gesundes Herz-Kreislauf-System, regulieren die Verdauung*

Chlorella – *Lindert Schmerzen und Druckempfindlichkeit, reinigt das Blut und erhöht den Sauerstoffgehalt, schützt vor Übersäuerung des Körpers und beugt somit Entzündungen und Krankheiten vor*

Dinkelgras – *Steigert die Leistungsfähigkeit, baut Stress ab und wirkt positiv auf den Darm und das gesamte Immunsystem*

Gerstengras – *Senkt Cholesterinspiegel und beugt Herzinfarkte und Schlaganfälle vor, wirkt positiv auf das Hautbild, stärkt das Immunsystem und beugt somit Krankheiten vor*

Goji-Beeren – *Anti-Aging-Wirkung durch hochwertige Aminosäuren, regulieren Blutdruck und Blutzuckerspiegel und stärken Niere und Leber*

Hanfsamen – *Unterstützen die Genesung von Krankheiten, senken Cholesterinspiegel und Blutdruck* *und minimieren somit das Risiko eines Schlaganfalls, stärken das Immunsystem*

Ingwer – *Wirkt gegen Angst und Müdigkeitserscheinungen, verbessert die Durchblutung, beseitigt Verdauungsbeschwerden, löst Magenkrämpfe, lindert Übelkeit (auch während einer Schwangerschaft)*

Kakao – *Reduziert Stressbelastung, erhöht die Leistungsfähigkeit und fördert die Konzentration*

Kurkuma – *Hilft gegen Entzündungen und Magen-Darmbeschwerden, schützt vor Alzheimer und reduziert das Krebsrisiko*

Lucuma – *Hält den Blutzuckerspiegel im Gleichgewicht, wirkt entzündungshemmend, repariert und fördert das Wachstum von Körperzellen und stärkt somit das Immunsystem*

Maca – *Steigert die Leistungsfähigkeit und Belastbarkeit und wirkt aphrodisierend*

Matcha – *Macht hellwach und konzentriert, aber nicht so unruhig wie Kaffee, da nur halb so viel Koffein wie in Kaffee enthalten ist*

Mesquite – *Unterstützt Zellreparatur und -wachstum, trägt zur Stärkung der Knochen bei und wirkt sehr belebend*

Physalis – *Hilft bei Schlafstörungen, hoher Vitamin B12-Gehalt fördert Leistungsfähigkeit und Konzentration*

2.6 Nährstoffe und Funktionen

Vitamin A - *Wird als "Augenvitamin" bezeichnet, ist am Aufbau des Sehpurpurs beteiligt, schützt Haut und Schleimhäute, beugt Krebs vor*
Vitamin C - *Aufbauvitamin für Bindegewebe, Knorpel, Knochen und Zähne, ist beteiligt an vielen Entgiftungsreaktionen, stärkt das Immunsystem, verbessert Eisenaufnahme*
Vitamin B1 - *Trägt zur Regeneration des Nervensystems bei, fördert Kohlenhydrat-, Fett- und Eiweißstoffwechsel, ist wichtig für das Wachstum*
Vitamin B2 - *Wichtig für das Gewebewachstum, ist ein Bestandteil vieler Enzyme, die zur Energiegewinnung beitragen*
Vitamin B3 - *Hilft bei der Reparatur von Schäden an der Erbsubstanz, sorgt für die Energiebereitstellung und wirkt im Stoffwechsel von Kohlenhydraten, Fett und Eiweiß mit*
Vitamin B6 - *Wichtig für das Nervensystem, Immunsystem, Blutbildung und notwendig für den Auf- und Abbau von Aminosäuren*
Vitamin B12 - *Verantwortlich für Zellneubildung (besonders im Knochenmark) und somit für das Wachstum wichtig, fördert die körperliche und geistige Leistungsfähigkeit*
Vitamin D - *Reguliert die Aufnahme von Calcium und Phosphor aus dem Darm und lagert das Calcium in den Knochen ab, wirkt regulierend auf das Immunsystem*

Vitamin E - *Verhindert und verzögert die Entstehung von zellzerstörenden Substanzen, wirkt entzündungshemmend, steigert die Fruchtbarkeit, schützt Hormone, Enzyme und andere Vitamine*
Vitamin K - *Neben Calcium und Vitamin D trägt es zum Knochenaufbau bei, fördert Blutgerinnung*
Karotinoide - *Wirken Vitamin-A-ähnlich, denn sie können im Körper zum Teil in Vitamin A umgewandelt werden*
Biotin - *Fördert den Abbau von Aminosäuren und Aufbau von Fettsäuren, notwendig für die Zuckerneubildung, gesund für Haare und Haut*
Folsäure - *Ist an der Blutbildung beteiligt, fördert Zellneubildung und die Entwicklung des zentralen Nervensystems*
Selen - *Fördert Entgiftung, unterstützt Jodstoffwechsel (und somit die Schilddrüsenfunktion), stärkt das Immunsystem*
Pantothensäure - *Schützt die Funktionen der Haut und Schleimhäute und sorgt für die Pigmentation und das Wachstum der Haare*
Kalium - *Wichtig für die Reizübertragung von Nerven- und Muskelzellen, verantwortlich für das Säure-Basen-Gleichgewicht im Körper*
Calcium - *Trägt zum Aufbau und der Erhaltung von Knochen und Zähnen bei, wichtig für das Nervensystem und die Blutgerinnung, fördert Muskelkontraktion*
Magnesium - *An fast allen Enzymreaktionen beteiligt, wichtig für die Leitung von Reizen zwischen Nerven*

und Muskeln, fördert Funktionen der Muskeln, Baustein von Knochen und Zähnen

Natrium - *Wichtig für die Wasserbindung außerhalb der Zellen, reguliert Säure-Basen-Haushalt und Verdauung, aktiviert Enzyme, fördert Reizleitung von Nerven- und Muskelzellen*

Phosphor - *Dient zur Energiegewinnung und als Botenstoff bei der Wirkung von Hormonen, trägt und transportiert Erbanlagen, Bestandteil von Zellen und Knochen*

Fluorid - *Fördert Zahnwachstum und schützt die Zähne u.a. vor Karies*

Jod - *Wichtiger Bestandteil der Schilddrüsenhormone, die den Energieverbrauch regulieren und sich somit auf den gesamten Stoffwechsel auswirken*

Eisen - *Ist an den roten Blutfarbstoff Hämoglobin gebunden, der für die Bindung und den Transport des Sauerstoffs im Blut verantwortlich ist, trägt stark zur Energiegewinnung und Entgiftung bei*

Zink - *Stärkt das Immunsystem, fördert Fruchtbarkeit des Mannes, mobilisiert Vitamin A aus der Leber, regt das Zell-, Gewebe- und Haarwachstum an*

Anmerkung: Im deutschen Sprachgebrauch verwendet man für manche Nährstoffe eigene Namen (z.B. Vitamin C statt Ascorbinsäure). Bei anderen Nährstoffen ist das jedoch nicht üblich und so spricht man z.B. bei Vitamin B9 von Folsäure, bei Vitamin B7 von Biotin und bei Vitamin B5 von Pantothensäure.

3.Über die Rezepte

Die folgenden Rezepte sind in drei Kategorien "Anfänger, Fortgeschrittene und Profis" eingeteilt. Die Idee dahinter ist:

Rezepte für Anfänger

✔ Einfache Rezepte mit wenigen Zutaten

✔ Darunter ca. 20 Rezepte mir Garten-/Wildkräutern

✔ Zubereitung ausschließlich mit Wasser

Rezepte für Fortgeschrittene:

✔ Verwendung verschiedener Flüssigkeiten

✔ Teilweise werden mehr Zutaten benötigt

Rezepte für Profis:

✔ Verwendung von Superfoods

✔ Teilweise mit versch. Flüssigkeiten und Kräutern

WICHTIG: Alle Rezepte in diesem Buch wurden sorgfältig ausgewählt. Dabei wurde darauf geachtet, dass pro Rezept nur eine besondere Zutat benötigt wird (Kräuter, Flüssigkeit oder Superfood).

Die Menge der Flüssigkeit in den Rezepten ist nur ein grober Richtwert. Je nachdem welche Konsistenz Sie bevorzugen, fügen Sie bitte mehr oder weniger Flüssigkeit hinzu. Folglich variiert auch die Menge die Sie letztendlich erhalten, weshalb bewusst auf eine Angabe verzichtet wurde

4. Rezepte für Anfänger (mit Kräutern)

4.1 Feldsalat küsst Banane & Apfel

Grüne Grundlage

1 Handvoll Feldsalat

Früchte

1 Banane

1 Apfel

Flüssigkeiten

ca. 300 ml Wasser

Sonstiges

1 TL Zimt

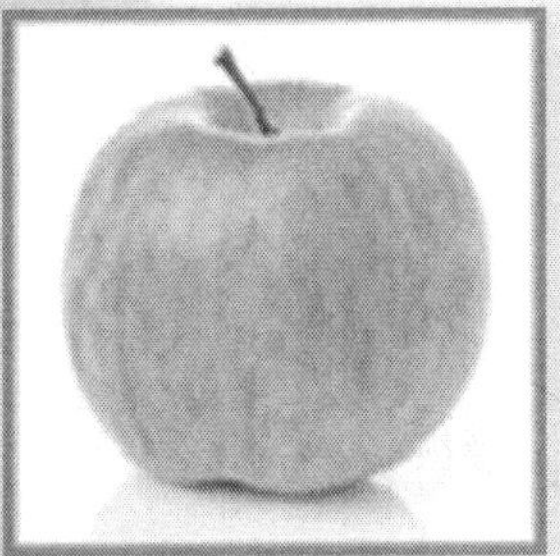

Bis zu 70% der Vitamine, viel Eisen und Magnesium stecken in der Schale eines Apfels oder direkt darunter. Auch das Kerngehäuse ist reich an Jod und darf mitverwertet werden.

4.2 Spinat küsst Aprikosen

Grüne Grundlage

½ Bund Spinat

Früchte

8 Aprikosen

Flüssigkeiten

ca. 1 l Wasser

4.3 Grünkohl küsst Banane, Papaya & Kiwi

Grüne Grundlage

2 Blätter Grünkohl

Früchte

1 Banane

1 Kiwi

1 Papaya

Flüssigkeiten

ca. 200 ml Wasser

4.4 Radicchio küsst Weintrauben & Birne

Grüne Grundlage

½ kleiner Radicchio

Früchte

150 g Weintrauben, blau

1 Birne

Flüssigkeiten

ca. 200 ml Wasser

Sonstiges

1 Msp. Currypulver

4.5 Spinat küsst Heidelbeeren und Nektarine

Grüne Grundlage

100 g Spinat

Früchte

170 g Heidelbeeren

1 Nektarine

Flüssigkeiten

ca. 400 ml Wasser

4.6 Kopfsalat küsst Gurke & Avocado

Grüne Grundlage

1 Kopfsalat

Früchte

1 Avocado

½ grüne Gurke

Flüssigkeiten

ca. 250 ml Wasser

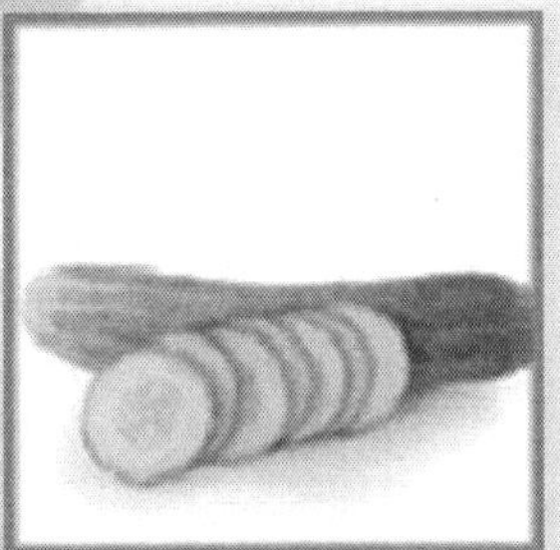

Die Gurke zählt zu den kalorienärmsten Lebensmitteln und verleiht dem Smoothie einen besonders frischen Geschmack.

4.7 Löwenzahn küsst Mango & Birne

Grüne Grundlage

½ Bund Löwenzahn

Früchte

1 Mango

1 Birne

Flüssigkeiten

ca. 300 ml Wasser

4.8 Endiviensalat küsst Quitte, Orange & Banane

Grüne Grundlage

½ Kopf Endiviensalat

Früchte

½ Shirin-Quitte

½ Banane

½ Orange

Flüssigkeiten

ca. 200 ml Wasser

4.9 Rübenblätter küssen Pflaumen & Banane

Grüne Grundlage

8 Blätter einer Zuckerrübe

3 Mangoldblätter

Früchte

6 Pflaumen

2 Bananen

Flüssigkeiten

ca. 500 ml Wasser

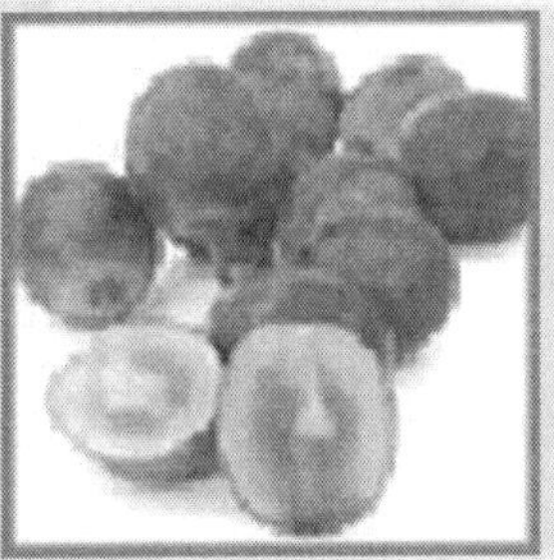

Durch ihren sehr hohen Fruchtzuckergehalt eignen sich Pflaumen ideal, um einen Smoothie zu süßen. Sie liefern schnell Energie, sind jedoch reich an Kalorien (100 g = ca. 50 kcal)

4.10 Radieschengrün küsst Kiwis & Apfel

Grüne Grundlage

60 g Radieschengrün

(Menge von etwa einem Bund)

Früchte

1 Apfel

2 Kiwis

Flüssigkeiten

ca. 100 ml Wasser

Sonstiges

2 EL Zitronensaft

1 TL Leinöl

4.11 Spinat küsst Wassermelone

Grüne Grundlage

100 g Spinat

Früchte

320 g Wassermelone

1 Apfel

Flüssigkeiten

ca. 400 ml Wasser

4.12 Senfkohl küsst Passionsfrüchte & Banane

Grüne Grundlage

2 kleine Bund Pak Choi (Senfkohl)

Früchte

1 Scheibe Banane

2 Passionsfrüchte

Flüssigkeiten

ca. 100 ml Wasser

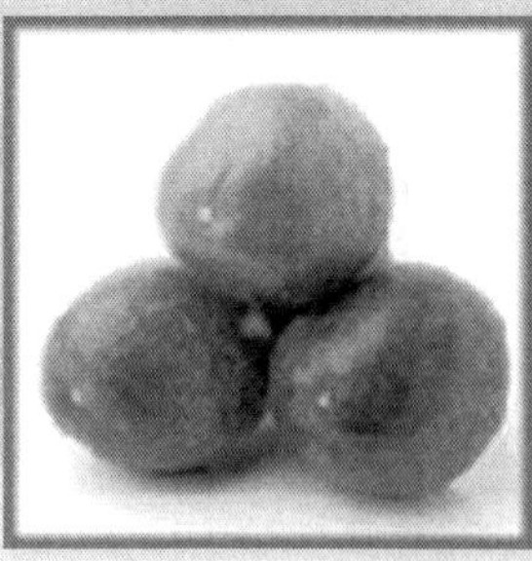

Reich an Vitamin C stärkt die Passionsfrucht (oder auch Maracuja) unser Immunsystem. Außerdem enthält die Frucht das *Schönheitsvitamin A*, welches gut für Haut und Augen ist.

4.13 Giersch küsst Orangen & Kiwis

Grüne Grundlage

1 Handvoll Giersch

Früchte

2 Kiwis

2 Orangen

Flüssigkeiten

ca. 500 ml Wasser

4.14 Grünkohl küsst Orangen, Fenchel & Apfel

Grüne Grundlage

1 Handvoll Grünkohl

Früchte

2 Orangen

½ Knolle Fenchel

1 Apfel

Flüssigkeiten

ca. 300 ml Wasser

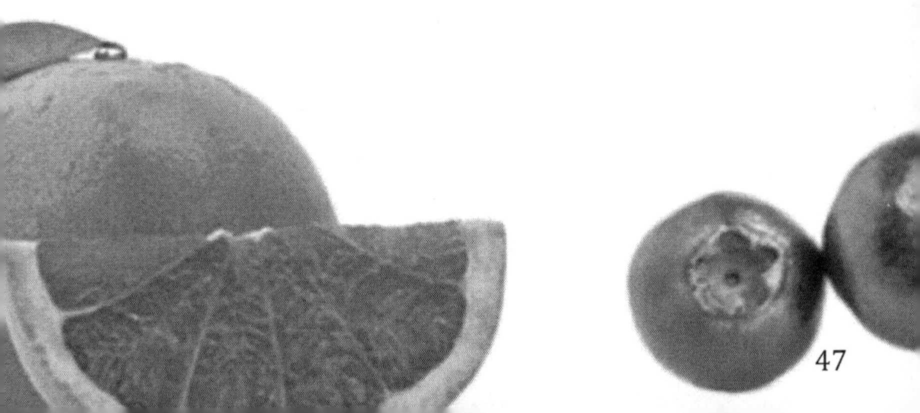

4.15 Spinat küsst Bananen, Ananas & Birne

Grüne Grundlage

½ Bund Spinat

5 Grünkohl-Blätter

Früchte

2 Bananen

1 Birne

½ Ananas

Flüssigkeiten

ca. 500 ml Wasser

4.16 Erbsen küssen Bananen

Grüne Grundlage

500 g Erbsen (aus der Schote)

Früchte

2 Bananen

Flüssigkeiten

ca. 200 ml Wasser

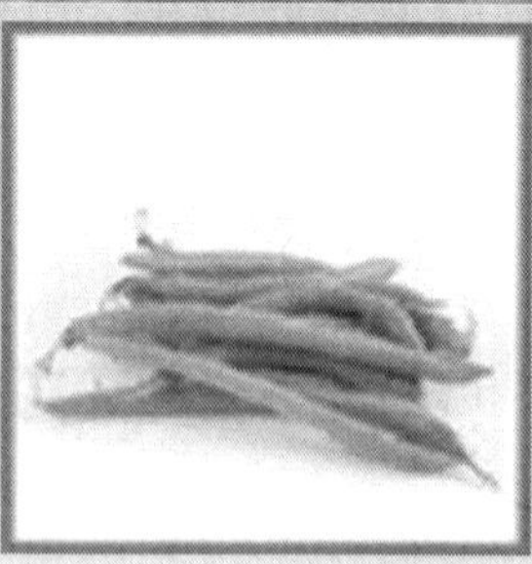

Erbsen sind das Gartengemüse mit dem höchsten Proteingehalt. Bei der Zubereitung eines *Grünen Smoothies* verwertet man die Schale nicht mit.

4.17 Radicchio küsst Mango

Grüne Grundlage

1 kleiner Radicchio

Früchte

1 Mango

Flüssigkeiten

ca. 100 ml Wasser

4.18 Grünkohl küsst Orangen, Zucchini & Kaki

Grüne Grundlage

1 Blatt Grünkohl

Früchte

2 Orangen

1 kleine Kaki

1 kleine Zucchini

Flüssigkeiten

ca. 250 ml Wasser

4.19 Römersalat küsst Mango, Orange & Banane

Grüne Grundlage

150 g Römersalat

Grün von drei Möhren

Früchte

1 Mango

1 Orange

1 Banane

Flüssigkeiten

ca. 400 ml Wasser

4.20 Kohlrabi küsst Bananen & Äpfel

Grüne Grundlage

Grün von 2 Kohlrabi

Grün von 1 Sellerieknolle

Früchte

3 Bananen

2 Äpfel

1 Zitrone

Flüssigkeiten

ca. 700 ml Wasser

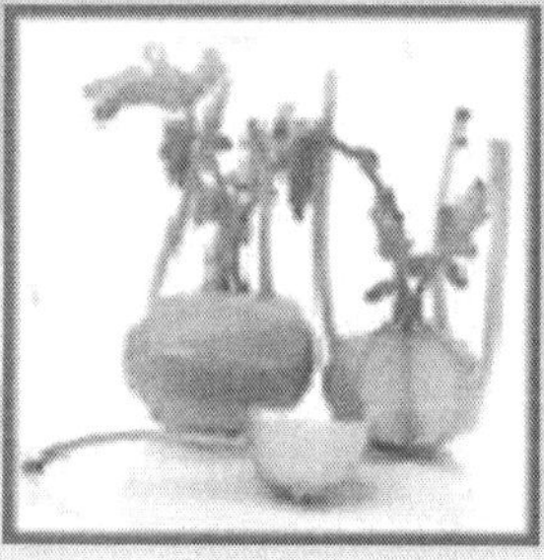

Das Grün des Kohlrabi enthält doppelt so viel Vitamin C wie die Knolle. In Supermärkten bekommt man das Grün oft sogar kostenlos, da es meist im Abfall landet. Nachfragen lohnt sich.

4.21 Feldsalat küsst Banane, Apfel & Limette

Grüne Grundlage

1 Handvoll Feldsalat

Früchte

1 Apfel

1 Banane

1 feine Scheibe Limette

Flüssigkeiten

ca. 200 ml Wasser

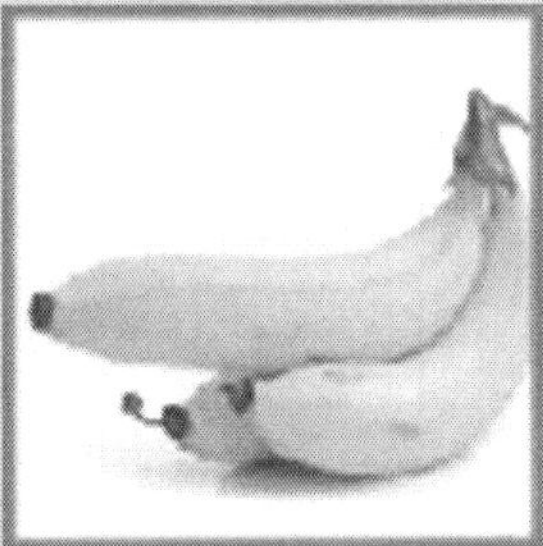

Bananen werden sehr häufig bei der Zubereitung eines *Grünen Smoothies* verwendet, da sie einerseits sehr süß sind und andererseits den Smoothie äußerst cremig machen.

4.22 Posteleinsalat küsst Obstmix

Grüne Grundlage

100 g Posteleinsalat

Früchte

1 kleine Orange

1 Mango

2 Maracujas

2 Bananen

Flüssigkeiten

ca. 750 ml Wasser

4.23 Löwenzahn küsst Banane & Gurke

Grüne Grundlage

1 Bund Löwenzahn

Früchte

1 mittelgroße Salatgurke

1 Banane

Flüssigkeiten

ca. 600 ml Wasser

Sonstiges

mit Salz und Pfeffer abschmecken

4.24 Mangold küsst Äpfel, Banane & Mango

Grüne Grundlage

½ Bund Mangold

Früchte

2 kleine Äpfel

1 Banane

1 Mango

Flüssigkeiten

ca. 750 ml Wasser

4.25 Mangold küsst Trauben & Bananen

Grüne Grundlage

1 Bund Mangold

Früchte

350 g Muskattrauben

2 Bananen

Flüssigkeiten

ca. 500 ml Wasser

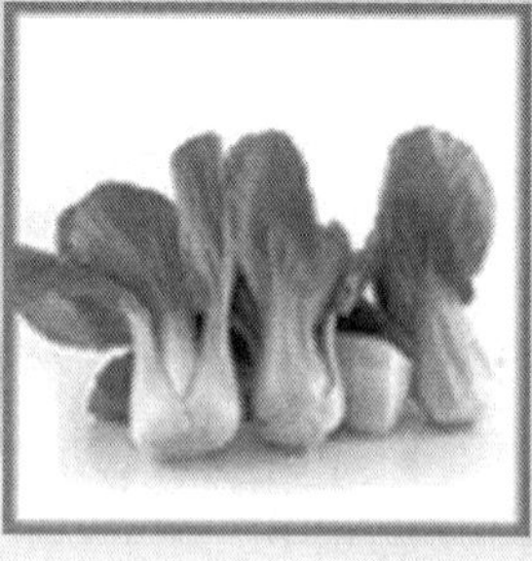

Mangold enthält einen vergleichsweise hohen Zuckeranteil und recht viel Oxalsäure, was zu einem sehr intensiven Geschmack führt. Anfänger sollten eher zum milden Spinat greifen.

4.26 Spinat küsst Blaubeeren & Banane

Grüne Grundlage

¼ Bund Spinat

Früchte

250 g Blaubeeren

1 Banane

Flüssigkeiten

ca. 750 ml Wasser

Sonstiges

1 TL Honig

4.27 Wirsing küsst Erdbeeren, Apfel & Banane

Grüne Grundlage

8 Blätter Wirsing

Früchte

3-4 Erdbeeren

1 Banane

1 Apfel

Flüssigkeiten

ca. 300 ml Wasser

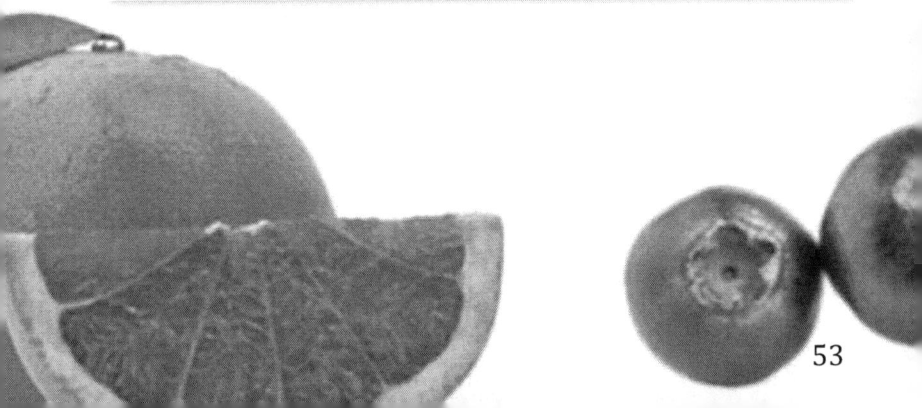

4.28 Römersalat küsst Äpfel & Banane | + Obstbaumblätter

Grüne Grundlage

1 Kopf Römersalat

1 Handvoll Obstbaumblätter

(z.B. Apfel, Kirsche, Birne)

Früchte

2 süße Äpfel

1 Banane

Flüssigkeiten

ca. 500 ml Wasser

4.29 Feldsalat küsst Birnen & Grapefruit | + Breitwegerich

Grüne Grundlage

125 g Feldsalat

6 Blatt Breitwegerich

Früchte

2 Birnen

1 Grapefruit

Flüssigkeiten

ca. 250 ml Wasser

4.30 Spinat küsst Apfel & Orange | + Gänseblümchen

Grüne Grundlage

1 Handvoll Spinat

15 Gänseblümchen-Blüten oder Knospen

Früchte

1 Apfel

1 Orange

Flüssigkeiten

ca. 300 ml Wasser

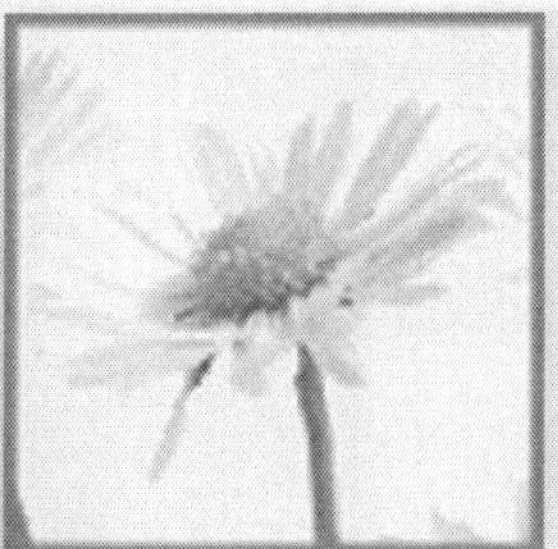

Gänseblümchen sind blutreinigend, schleimlösend, leicht abführend und entwässernd. Darum werden Sie besonders gerne bei Detox-Kuren verwendet.

4.31 Feldsalat küsst Obstmix | + Löwenzahn

Grüne Grundlage

1 Handvoll Feldsalat

1 Handvoll Löwenzahnblätter

Früchte

1 Scheibe Ananas

¼ Mango

1 Apfel

½ Banane

¼ Limette ohne Schale

Flüssigkeiten

ca. 300 ml Wasser

4.32 Rote Bete küsst Birne | + Dill

Grüne Grundlage

150 g Rote-Bete-Blätter

5 Stängel Dill

Früchte

1 große BirneBete

Flüssigkeiten

ca. 200 ml Wasser

4.33 Sellerie küsst Orange & Birne | + Koriander

Grüne Grundlage

1 Stange Sellerie

1 Handvoll Koriandergrün

1 Handvoll Blätter Möhrengrün

Früchte

1 Orange

1 Birne

Flüssigkeiten

ca. 400 ml Wasser

4.34 Kohlblätter küssen Apfel | + Schnittlauch

Grüne Grundlage

1 Handvoll Rosenkohlblätter

3 kleine Wirsingkohlblätter

1 Bund Schnittlauch

Früchte

1 Apfel

½ Zitrone

Flüssigkeiten

ca. 700 ml Wasser

4.35 Römersalat küsst Ananas & Pfirsich | + Minze

Grüne Grundlage

¼ Römersalat

4 Blatt Pfefferminze

Früchte

1 Pfirsich

½ Ananas

Flüssigkeiten

ca. 250 ml Wasser

4.36 Kopfsalat küsst Birnen & Banane | + Petersilie

Grüne Grundlage

1½ Kopfsalat

4 Blatt Mangold

2 Stangen Petersilie

Früchte

2 Birnen

1 Banane

Flüssigkeiten

ca. 500 ml Wasser

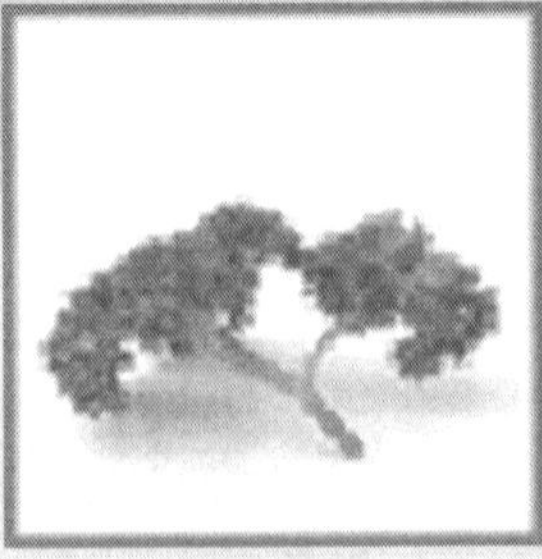

Die Petersilie unterstützt die Entgiftung von Leber und Niere. Außerdem neutralisiert sie krebserregende Stoffe aus der Luft (z.B. Zigarettenqualm) und beugt somit Lungenkrebs vor.

4.37 Mangold küsst Orange, Banane & Paprika | + Minze

Grüne Grundlage
6 Blätter Mangold
10 Blätter Minze
Früchte
1 kleine Orange
1 kleine Banane
½ Paprikaschote, rot
Flüssigkeit
ca. 250 ml Wasser

4.38 Bataviasalat küsst Obstmix | + Petersilie

Grüne Grundlage
1 Handvoll Batavia-Salat
1 kleine Handvoll Petersilie
Früchte
1 Birne
½Limette
1 Kaki-Frucht
1 Banane
⅛ Avocado
Flüssigkeiten
ca. 300 ml Wasser

4.39 Feldsalat küsst Orange, Birne & Avocado | + Koriander

Grüne Grundlage

1 Handvoll Feldsalat

5-6 Stängel Koriander

Früchte

1 Orange

1 Birne

¼ Avocado

Flüssigkeiten

ca. 300 ml Wasser

4.40 Möhrengrün küsst Gurke & Banane | + Brennnessel

Grüne Grundlage

1 Bund Möhrengrün

1 Handvoll Brennnesseln (die Spitzen)

Früchte

1 Banane

1 grüne Gurke

Flüssigkeiten

ca. 300 ml Wasser

4.41 Spinat küsst Obstmix | + Salbei

Grüne Grundlage

½ Bund Spinat

5 Salbeiblätter

Früchte

1 Banane

1 Apfel

1 Birne

3 Kiwis

3 Datteln

Flüssigkeiten

ca. 500 ml Wasser

4.42 Kopfsalat küsst Banane, Birne & Ingwer | + Giersch

Grüne Grundlage

3 Blätter Kopfsalat

1 Handvoll Giersch

Früchte

1 Birne

½ Banane

Eine 4 mm dicke Scheibe Ingwer

Flüssigkeiten

ca. 200 ml Wasser

Sonstiges

1 EL Honig

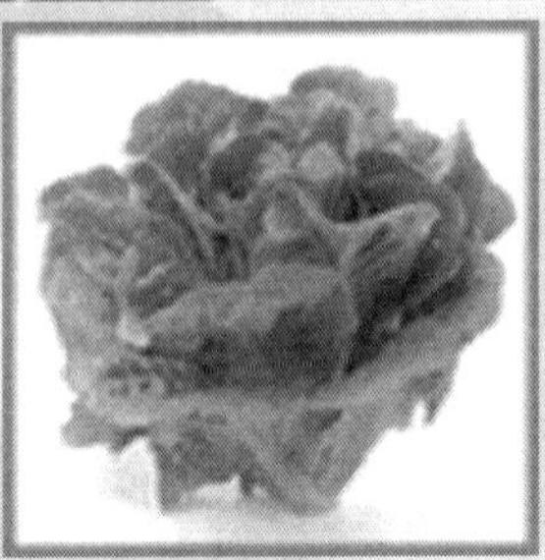

Kopfsalat besteht zu 95% aus Wasser. Er ist eher nährstoffarm, aber enthält sehr viel Folsäure, welche unser Herz und Kreislauf-System stärkt.

4.43 Kopfsalat küsst Obstmix | + Vogelmiere

Grüne Grundlage

5 Blatt Kopfsalat

1 Handvoll Vogelmiere

Früchte

1 Orange

1 Maracuja

1 kleine Banane

1 kleine Birne

Flüssigkeiten

ca. 300 ml Wasser

4.44 Kohlrabi küsst Aprikosen & Mangos | + Petersilie

Grüne Grundlage

4 Kohlrabiblätter

4 Stängel Petersilie

Früchte

6 Aprikosen, getrocknet

2 Mangos

Flüssigkeiten

ca. 250 ml Wasser

4.45 Mangold küsst Datteln & Banane | + Fenchel

Grüne Grundlage
4 Blätter Mangold
½ Fenchel
Früchte
10 Datteln
1 kleine Banane
Flüssigkeiten
ca. 250 ml Wasser

4.46 Eichblattsalat küsst Gurke | + Fenchel & Bärlauch

Grüne Grundlage
7 Blatt Eichblattsalat
20 Blätter Bärlauch (ca. 100 g)
Früchte
1 Fenchelknolle
½ Salatgurke, ungeschält
¼ Zitrone
Flüssigkeiten
ca. 400 ml Wasser

Rezepte für 5. Fortgeschr. (mit Flüssigkeiten)

5.1 Mangold küsst Orangen, Datteln & Ananas | + Kokoswasser

Grüne Grundlage

150 g Mangold

Früchte

450 g Ananas

2 Orangen

10 Datteln

Flüssigkeiten

ca. 350 ml Kokoswasser

5.2 Löwenzahn küsst Mangos & Birnen | + Apfelsaft

Grüne Grundlage

1 Bund Löwenzahn

Früchte

2 Mangos

2 Birnen

Flüssigkeiten

ca. 200 ml Apfelsaft

ca. 100 ml Wasser

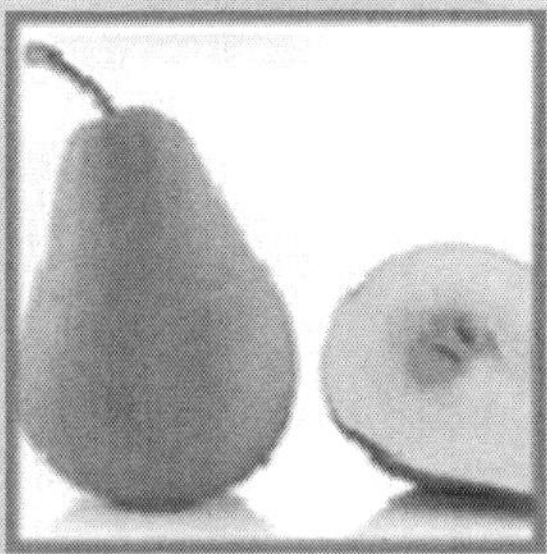

Birnen decken die gesamte Vitamin B-Palette ab und regen die Bildung von Serotonin an, einem Glückshormon, das die Stimmung hebt.

5.3 Grünkohl küsst Banane | + Mandelmilch

Grüne Grundlage

2 Blätter Grünkohl

Früchte

1 Banane

Flüssigkeiten

ca. 200 ml Wasser

ca. 50 ml Mandelmilch

Sonstiges

2 EL Mandelmus oder Mandeln

1 EL Agavennektar

1 TL Zimt

5.4 Spinat küsst Banane | + Orangensaft

Grüne Grundlage

70 g Spinat

20 g Goldnesseln (Taubnessel)

Früchte

1 Banane

Flüssigkeiten

ca. 500 ml Orangensaft

5.5 Mangold küsst Mango & Limette | + Kokoswasser

Grüne Grundlage

70 g Mangold

Früchte

½ Limette

½ Mango

Flüssigkeiten

ca. 200 ml Wasser

ca. 250 ml Kokoswasser

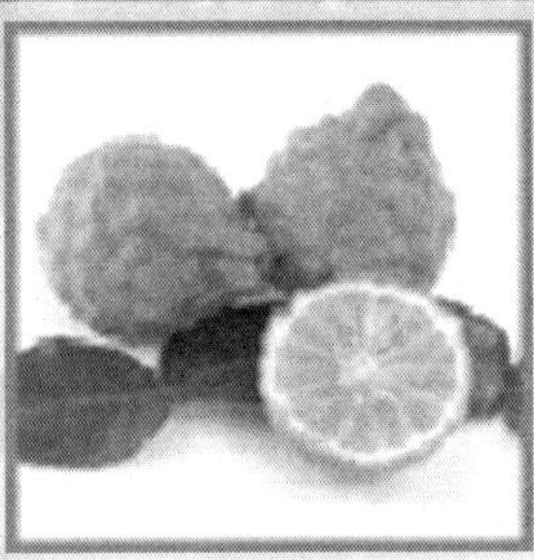

Wie alle Zitrusfrüchte ist auch die Limette sehr reich an Vitamin C und verleiht dem Smoothie ein spritziges Aroma.

5.6 Grünkohl küsst Gemüsemix | + Limettensaft

Grüne Grundlage

3-5 Blätter Grünkohl

Früchte

1 Paprika

2 Stückchen Staudensellerie

¼ Avocado

3 Knoblauchzehen

Flüssigkeiten

ca.500 ml Wasser

ca. 60 ml Limettensaft

5.7 Sellerie küsst Orangen, Datteln & Birne | + Karottensaft

Grüne Grundlage

2 Stangen Sellerie

1 Bund Petersilie

Früchte

1 Birne

2 Orangen

2 getrocknete Datteln

¼ Zitrone

5.8 Spinat küsst Ananas | + Kokosmilch

Grüne Grundlage

¼ Bund Spinat

Früchte

½ Ananas

1 Kokosnuss (Milch und Fleisch)

Flüssigkeiten

ca. 250 ml Wasser

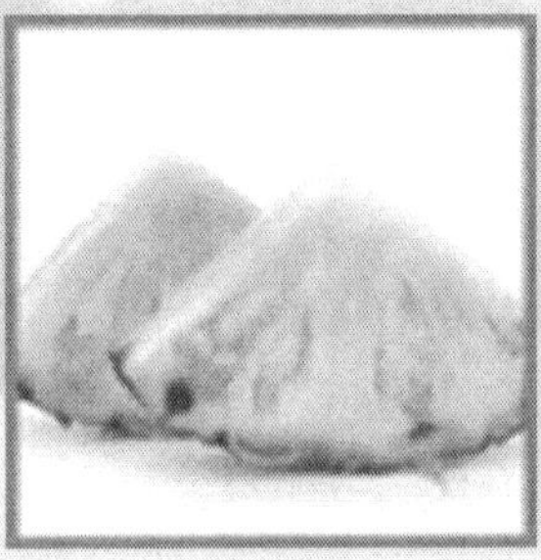

Die Ananas wirkt stark basisch und ist somit ideal, um den Säure-Basen-Haushalt im Körper zu regulieren. Zudem wirkt sie wie die Birne stimmungsaufhellend.

5.9 Sellerie küsst Trauben & Mango | + Grüner Tee

Grüne Grundlage

100 g Staudensellerie

1 Bund Petersilie

Früchte

170 g Weintrauben

200 g Mango

Flüssigkeiten

ca. 300 ml Grüner Tee

5.10 Spinat küsst Banane & Mango | + Kokoswasser

Grüne Grundlage

2 Handvoll Blattspinat

Früchte

1 Mango

1 Banane

Flüssigkeiten

ca. 300 ml Kokoswasser

5.11 Mangold küsst Honigmelone, Kiwi & Mango | + Ananassaft

Grüne Grundlage

100 g Mangold

Früchte

½ Honigmelone

1 Kiwi

35 g getrocknete Mango

Flüssigkeiten

ca. 400 ml Ananassaft

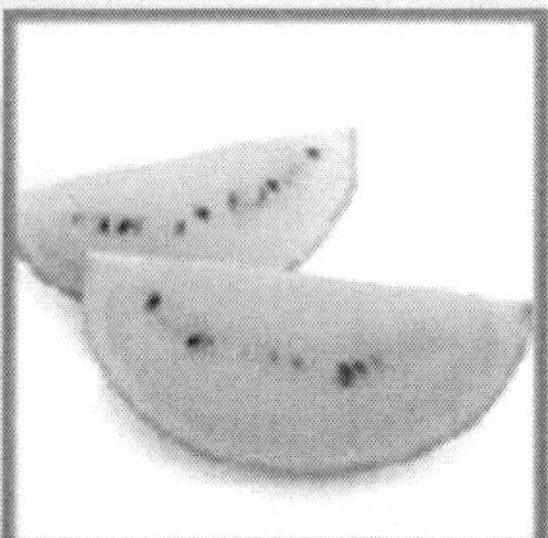

Die Honigmelone ist wesentlich nährstoffreicher als die Wassermelone. Sie enthält etwa doppelt so viel Kalium und 20 mal mehr Beta-Carotin als ihr grünes Pendant.

5.12 Spinat küsst Banane | + Traubensaft

Grüne Grundlage

70 g Spinat

20 g Brennnesseln

Früchte

1 Banane

Flüssigkeiten

ca. 500 ml Traubensaft

5.13 Mangold küsst Banane & Trauben | + Kokoswasser

Grüne Grundlage

90 g Mangold

Früchte

300 g grüne Trauben

1 Banane

Flüssigkeiten

ca. 100 ml Wasser

ca. 500 ml Kokoswasser

5.14 Eichblattsalat küsst Feigen | + Mandelmilch

Grüne Grundlage

120 g Eichblattsalat, hell

Früchte

10 getrocknete Feigen

Flüssigkeiten

ca. 400ml Mandelmilch

ca. 200ml Wasser

5.15 Petersilie küsst Datteln & Birne | + Karottensaft

Grüne Grundlage

1 Bund Petersilie

Früchte

1 Birne

2 Datteln

¼ Zitrone

Flüssigkeiten

ca. 200 ml Karottensaft

5.16 Spinat küsst Kiwi & Birne | + Kokoswasser

Grüne Grundlage

150 g Spinat

Früchte

1 Kiwi

½ Birne

Flüssigkeiten

ca. 200 ml Kokoswasser

Sonstiges

evtl. mit Stevia nachsüßen

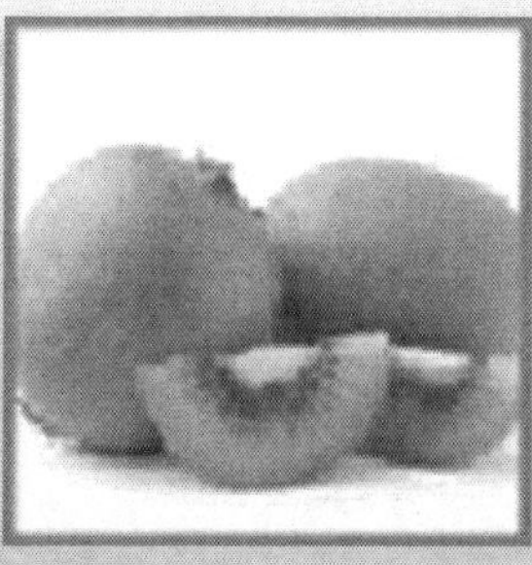

Eine Kiwi enthält doppelt so viel Vitamin C wie eine Orange und deckt alleine schon den Tagesbedarf an Vitamin C eines Erwachsenen ab. Ca. 100-120 mg Vitamin C stecken in 100 g Kiwi.

5.17 Kopfsalat küsst Johannibeeren & Mango | + Orangensaft

Grüne Grundlage

1 Kopfsalat

Früchte

2 Handvoll Schwarze Johannisbeeren

1 Mango

Flüssigkeiten

ca. 500 ml Orangensaft

5.18 Pak Choi küsst Banane, Apfel & Kiwi | + Reismilch

Grüne Grundlage

1 Pak Choi (Senfkohl)

Früchte

1 Kiwi

1 Apfel

½. Banane

Flüssigkeiten

ca. 250 ml Reismilch

5.19 Pfefferminze küsst Ananas | + Orangensaft

Grüne Grundlage

½ Bund Pfefferminze

Früchte

¼ Ananas

Flüssigkeiten

ca. 150 ml Orangensaft

ca. 50 ml Wasser

5.20 Spinat küsst Banane & Ananas | + Kokoswasser

Grüne Grundlage

2 Handvoll Spinat

Früchte

1 Banane

½ Ananas

Flüssigkeiten

ca. 150 ml Apfelsaft, naturtrüb

6. Rezepte für Profis (mit Superfoods)

6.1 Spinat küsst Apfel, Banane & Avocado | + Spirulina

Grüne Grundlage

1 Handvoll Spinatblätter

Früchte

1 Apfel

1 Banane

½ Avocado

Flüssigkeiten

ca. 200 ml Apfelsaft

Superfood

1 EL Spirulina

Sonstiges

Saft von einer halben Zitrone

Die Spirulina ist eine blaugrüne Salzwasseralge und zeichnet sich durch ihren enormen Proteingehalt aus. Außerdem ist sie reich an Vitamin A, B12, Eisen und Selen.

6.2 Rucola küsst Birne | + Macadamia-Milch & Lucuma

Grüne Grundlage

60 g Rucola

Früchte

1 Birne

Flüssigkeiten

ca. 400 ml Macadamia-Milch

Superfood

1 TL Lucuma-Pulver

6.3 Feldsalat küsst Grapefruit | + Chlorella

Grüne Grundlage

60 g Feldsalat

2 Stangen Sellerie

Früchte

1 Grapefruit

Flüssigkeiten

ca. 400 ml Wasser

Superfood

2 TL Chlorella

6.4 Spinat küsst Honigmelone | + Camu Camu

Grüne Grundlage

120 g Spinat

Früchte

400 g Honigmelone

Flüssigkeiten

ca. 400 ml Wasser

Superfood

2 TL Camu Camu-Pulver

6.5 Grünkohl küsst Orangen | + Ingwer

Grüne Grundlage

4 Blatt Grünkohl

Grün von 2 Bund Radieschen

2 Stangen Petersilie

Früchte

2 große Orangen

Flüssigkeiten

ca. 500 ml Wasser

Superfood

Ingwer, ungeschält, ca. 1,5cm

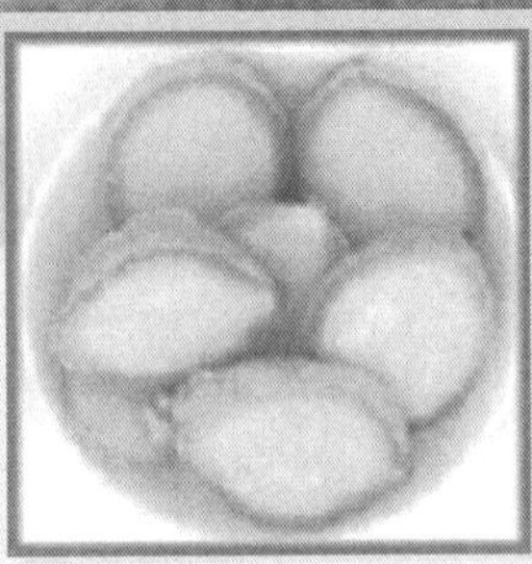

Ingwer ist viel mehr als nur ein exotisches Gewürz, denn es wirkt schmerzstillend, entzündungshemmend und hilft besonders gut bei Magen- Darmbeschwerden.

6.6 Feldsalat küsst Birne, Mango & Ananas | + Matcha

Grüne Grundlage

150 g Feldsalat

100 g Staudensellerie

140 g Petersilie

Früchte

1 Birne

100 g Mango

150 g Ananas

Flüssigkeiten

ca. 400 ml Wasser

Superfood

2 EL Matcha-Pulver

6.7 Brennnesseln küssen Bananen & Datteln | + Goji-Beeren

Grüne Grundlage

2 Handvoll Brennnesseln (ohne Stiele)

Früchte

2 Datteln

2 Bananen

Flüssigkeiten

ca. 500 ml Wasser

Superfood

1 EL Goji-Beeren

Sonstiges

Saft einer ausgepressten Zitrone

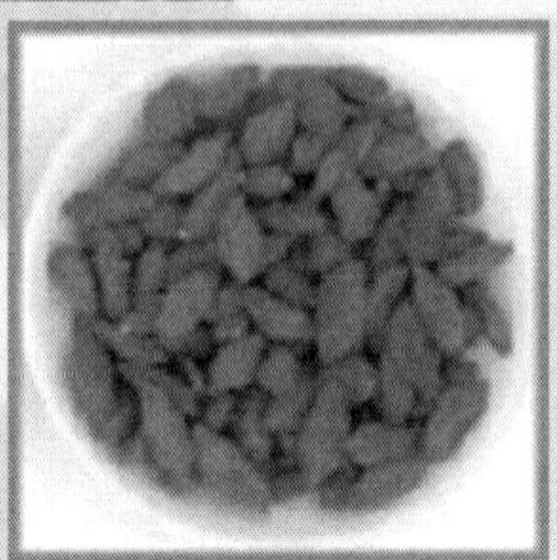

Goji-Beeren werden in China angebaut und zeichnen sich durch einen hohen Vitamin C und E-Gehalt aus. Sie stärken das Immunsystem, Leber und Niere und helfen bei Augenproblemen.

6.8 Kohlrabigrün küsst Aprikosen & Banane | + Baobab

Grüne Grundlage

100 g Kohlrabigrün

Früchte

1 Banane

6 Aprikosen

Flüssigkeiten

ca. 500 ml Wasser

Superfood

1 TL Baobab-Pulver

6.9 Sellerie küsst Banane, Mango & Zitrone | + Matcha

Grüne Grundlage
1 Stange Sellerie
1 Bund Petersilie
Früchte
150 g Mango
1 Banane
¼ Zitrone
Flüssigkeiten
ca. 400 ml Wasser
Superfood
2 EL Matcha-Pulver

6.10 Postelein küsst Orange & Banane | + Maca

Grüne Grundlage
70 g Postelein
Früchte
1 Orange
2 Bananen
Flüssigkeiten
ca. 400 ml Wasser
Superfood
2 TL Maca-Pulver

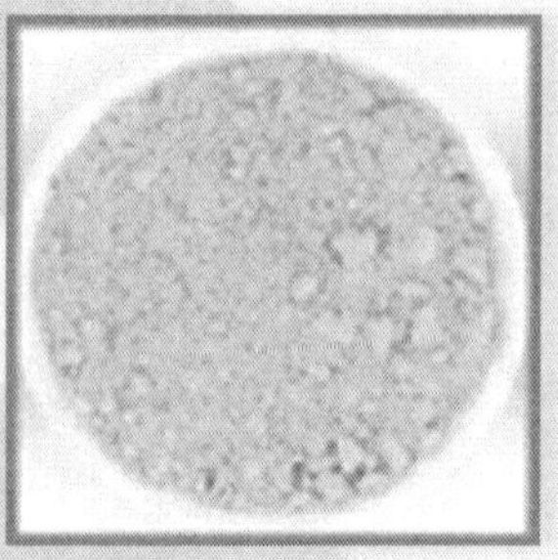

Maca (nicht zu verwechseln mit Matcha) gehört zur Gattung der Kresse. Es wirkt aphrodisierend und wird darum u.a. auch als natürliches Potenzmittel vermarktet.

6.11 Spinat küsst Mango & Clementinen | + Dinkelgras

Grüne Grundlage

120 g Spinat

Früchte

1 Mango

2 Clementinen

Flüssigkeiten

ca. 500 ml Wasser

Superfood

1 TL Dinkelgras

6.12 Spinat küsst Banane | + Chlorella & Cashew-Kerne

Grüne Grundlage

2 Handvoll Spinat

2 EL frische Minzeblätter

Früchte

1 Banane

Flüssigkeiten

ca. 400 ml Reismilch

ca. 100 ml Kokoswasser

Superfood

1 TL Chlorella Pulver

¼ Tasse rohe Cashew-Kerne

Sonstiges

3 EL Kakao Nibs

6.13 Feldsalat küsst Banane | + Leinsamen

Grüne Grundlage

1 Handvoll Feldsalat

Früchte

1 Banane

Flüssigkeiten

ca. 250 ml Wasser

Superfood

1 EL Leinsamen, geschrotet

Sonstiges

1 EL Kokosraspel

1 TL Honig

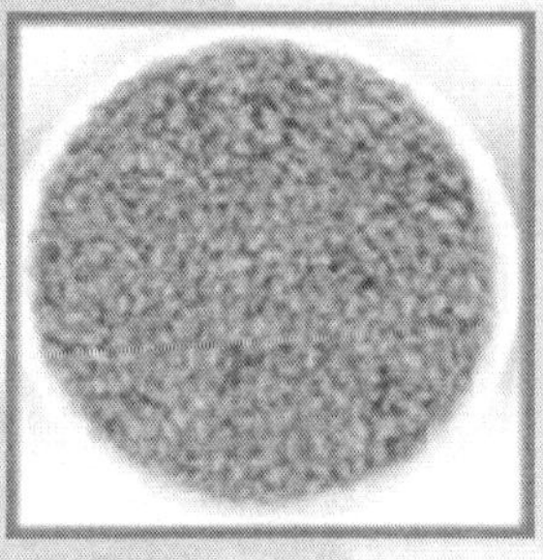

Durch ihren hohen Omega-3-Gehalt steigern Leinsamen die Gehirnleistung und stärken das Immunsystem. Außerdem enthalten sie 20% Vitamin E.

6.14 Löwenzahn küsst Pfirsiche | + Camu Camu

Grüne Grundlage

80 g Löwenzahn

Früchte

2 Pfirsiche

Flüssigkeiten

ca. 500 ml Wasser

Superfood

1 Msp. Camu Camu-Pulver

Sonstiges

1 EL Apfeldicksaft

6.15 Spinat küsst Trauben & Bananen | + Weizengras

Grüne Grundlage

1 Handvoll Spinat

Früchte

2 Bananen

5 Weintrauben, rot

Flüssigkeiten

ca. 100 ml Wasser

Superfood

½ Tasse frisches Weizengras

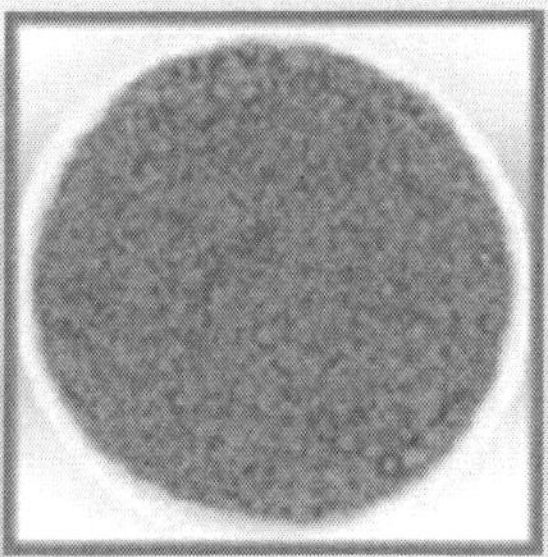

Weizengras: 60 mal mehr Vitamin C als Orangen, 30 mal mehr Vitamin B1 als Rohmilch, 50 mal mehr Vitamin E als Spinat, 5-mal mehr Magnesium als Bananen – Ein echtes Multitalent.

6.16 Grünkohl küsst Mango & Banane | + Aloe Vera

Grüne Grundlage

6 Grünkohlblätter

Früchte

1 Banane

1 Mango

Flüssigkeiten

ca. 500 ml Wasser

Superfood

1 Blatt Aloe Vera

6.17 Wirsing küsst Obstmix | + Goji-Beeren

Grüne Grundlage
1 Handvoll Wirsing
100 g Grünkohl
Grün einer Möhre
Früchte
1 Apfel
1 Banane
1 Orange
Flüssigkeiten
ca. 400 ml Wasser
Superfood
1 EL Goji-Beeren

6.18 Grünkohl küsst 6 Obstsorten | + Sesam-Samen

Grüne Grundlage
6 große Blätter Grünkohl
Früchte
1 Banane
1 Apfel
1 Orange
3 Datteln
1 Kiwi
ca. 10 Heidelbeeren
Flüssigkeiten
ca. 500 ml Wasser
Superfood
2 EL Sesam-Samen

6.19 Spinat küsst Rote Bete & Banane | + Aronia-Beeren

Grüne Grundlage

150 g Spinat

Früchte

1 Banane

340 g Rote Bete

Flüssigkeiten

ca. 500 ml Wasser

Superfood

40 g Aronia-Beeren

6.20 Feldsalat küsst Bananen & Pfirsich | + Gerstengras

Grüne Grundlage

1 Handvoll Feldsalat

Früchte

3 Bananen

1 Pfirsich

Flüssigkeiten

ca. 300 ml Wasser

Superfood

1-2 TL Gerstengraspulver

Sonstiges

1 EL Kokosmus

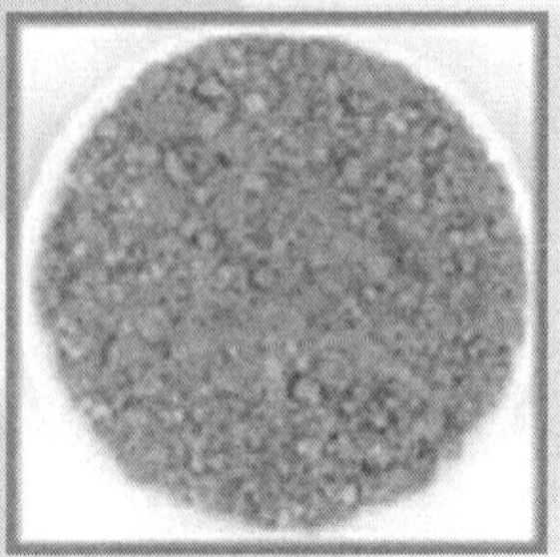

Als Gerstengras bezeichnet man die jungen Blätter der Gerstenpflanze. Sie helfen besonders gut bei chron. Darmerkrankungen, was durch wissenschaftliche Studien bewiesen wurde.

6.21 Spinat küsst Orangen & Ananas | + Matcha

Grüne Grundlage

170 g Spinat

30 Blätter frische Minze

Früchte

2 Orangen

200 g Ananas

Flüssigkeiten

ca. 300 ml Wasser

Superfood

6.22 Sellerie küsst Orangen & Apfel | + Goji-Beeren & Gerstengras

Grüne Grundlage

2 Stangen Sellerie

1 Handvoll Möhrengrün

Früchte

1 Apfel

2 Orangen

Flüssigkeiten

ca. 300 ml Wasser

Superfood

1 TL Gerstengraspulver

1 EL Goji-Beeren

6.23 Pak Choi küsst Datteln | + Physalis & Spirulina

Grüne Grundlage

100 g Pak Choi (Senfkohl)

Früchte

3 Datteln

Flüssigkeiten

ca. 400 ml Wasser

Superfood

100 g Physalis

1 TL Spirulina-Pulver

6.24 Feldsalat küsst Ananas & Gurke | + Physalis & Baobab

Grüne Grundlage

1 Handvoll Feldsalat

Früchte

1 Scheibe Ananas

1 Stück grüne Gurke (5-6 cm)

½ Avocado

Flüssigkeiten

ca. 300 ml Wasser

Superfood

10 Stück Physalis

1 EL Baobab-Pulver

6.25 Rucola küsst Nektarinen | + Hanfsamen

Grüne Grundlage

140 g Rucola

Früchte

2 Nektarinen

Superfood

2 TL Hanfsamen-Pulver

Flüssigkeiten

ca. 500 ml Wasser

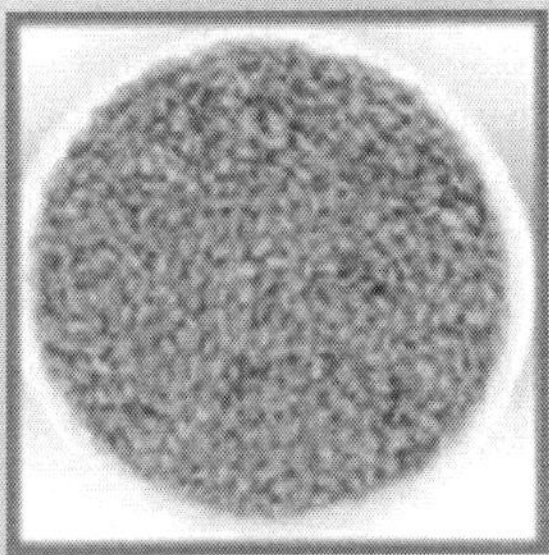

Hanfsamen liefern über 20 verschiedene Aminosäuren (die neun essenziellen Aminosäuren eingeschlossen). Ihr Omega-3-Gehalt übertrifft sogar den der Leinsamen.

6.26 Grünkohl küsst Bananen & Maracuja | + Lucuma

Grüne Grundlage

140 g Grünkohl

Früchte

2 Bananen

2 Maracujas

Flüssigkeiten

ca. 500 ml Wasser

Superfood

2 TL Lucuma-Pulver

6.27 Postelein küsst Kiwis | + Goji-Beeren

Grüne Grundlage

100 g Postelein

Früchte

4 Kiwis

Flüssigkeiten

ca. 800 ml Wasser

Superfood

8 TL Goji-Beeren

6.28 SCHWARZKOHL KÜSST ÄPFEL | + BRAUNHIRSE

Grüne Grundlage
140 g Schwarzkohl
Früchte
2 kleine Äpfel
Flüssigkeiten
ca.500 ml Wasser
Superfood
4 EL Braunhirse
Sonstiges
2 TL Agavendicksaft

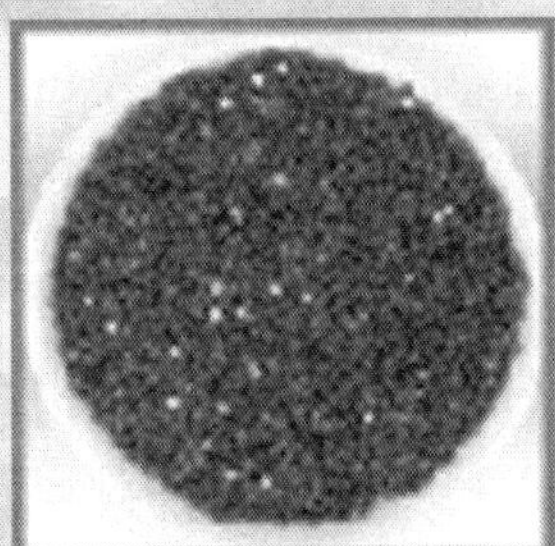

Braun- bzw. Goldhirse hat einen sehr hohen Anteil an Silicium. Dieser Mineralstoff beugt Haarausfall und brüchigen Fingernägeln vor bzw. lindert derartige Beschwerden.

6.29 Grünkohl küsst Clementinen & Karotten | + Mesquite

Grüne Grundlage
70 g Grünkohl
Früchte
4 Clementinen
2 Karotten
10 g Ingwer
Flüssigkeiten
ca. 500 ml Wasser
Superfood
2 TL Mesquite-Pulver
Sonstiges
50 g Kakao

6.30 Mangold küsst Orangen & Kaki | + Gerstengras

Grüne Grundlage
140 g Mangold
Früchte
2 Kaki
2 Orangen
Flüssigkeiten
ca. 400 ml Wasser
Superfood
1 TL Gerstengras

6.31 Feldsalat küsst Rote Bete | + Acai-Beeren

Grüne Grundlage

100 g Feldsalat

Früchte

300 g Rote Bete

Flüssigkeiten

ca. 500 ml Wasser

Superfood

2 TL Acai-Pulver

Sonstiges

2 TL Apfeldicksaft

6.32 Mangold küsst Birne | + Baobab

Grüne Grundlage

100 g Mangold

Früchte

1 Birne

Flüssigkeiten

ca. 600 ml Wasser

Superfood

2 TL Baobab-Pulver

6.33 Sellerie küsst Mango, Birne & Melone | + Lucuma

Grüne Grundlage

130 g Stangensellerie

Früchte

230 g Honigmelone

1 Birne

½ große Mango

Flüssigkeiten

ca. 250 ml Wasser

Superfood

2 TL Lucuma-Pulver

Sonstiges

2 TL Apfeldicksaft

6.34 Rucola küsst Aprikosen & Banane | + Chlorella & Chiasamen

Grüne Grundlage

80 g Rucola

Früchte

4 Aprikosen

1 Banane

½ Avocado

Flüssigkeiten

ca. 450 ml Wasser

Superfood

1 TL Chlorella

1 EL Chiasamen

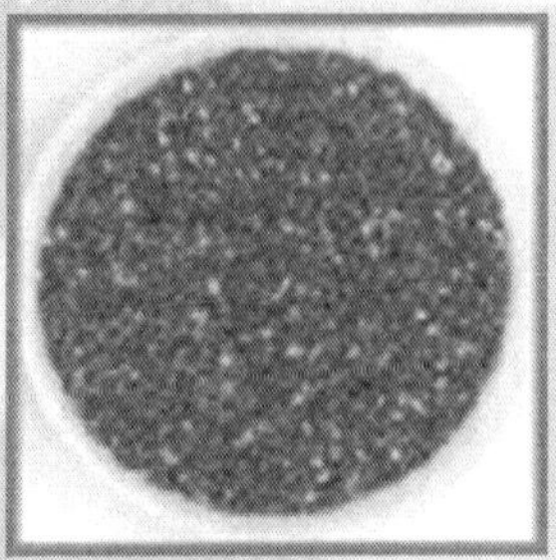

Fügt man den Chiasamen Wasser hinzu, wächst ihr Gewicht um das zehnfache, weshalb die Samen sehr sättigend sind und gerne für Diäten empfohlen werden.

6.35 Rucola küsst Banane & Apfel | + Chashew-Milch & Mesquite

Grüne Grundlage

125 g Rucola

Früchte

1 Banane

1 Apfel, grün

Flüssigkeiten

ca. 500 ml Cashew-Milch

Superfood

1 TL Mesquite-Pulver

7.Saisonkalender

Die folgenden Tabellen verschaffen Ihnen einen Überblick, zu welcher Jahreszeit Sie Saisongemüse, heimische Salate und frisches Obst erwarten können. Neben der garantierten Frische hat der bewusste Konsum von saisonalen Lebensmitteln auch ökologische Vorteile, die für viele Menschen zunehmend an Bedeutung gewinnen. Wichtig: Wie in *Kapitel 2* (Zutaten, Nährstoffe & Funktionen) wurden die Kalender auch hier bewusst in Obst und Gemüse gegliedert. Da von vielen Gemüsefrüchten z.B. nur das Blattgrün für die Zubereitung von *Grünen Smoothies* verwendet wird, tauchen auch Wurzelgemüse auf, deren Früchte man bei einem *Grünen Smoothie* natürlich nicht verwendet.

7.1 Saisonkalender Gemüse

	Jan	Feb	Mär	Apr	Mai	Juni	Juli	Aug	Sep	Okt	Nov	Dez
Artischocken								●	●	◖		
Auberginen						◗	●	●	●	●		
Batavia			●	●	●	●	●	●	●	●	●	●
Blumenkohl					◗	●	●	●	●	●	◖	
Bodenkohlrabi	●	●	●	●			●	●	●	●	●	●
Bohnen							●	●	●	●		
Broccoli					●	●	●	●	●	●	●	
Catalogna							●	●	●	●		
Chicorée	●	●	●	●	●					●	●	●
Chinakohl	●	●			●	●	●	●	●	●	●	●
Cicorino, rot	●	●	●	●	●	●	●	●	●	●	●	●
Eisbergsalat				●	●	●	●	●	●	●	●	
Endivien, kraus				●	●	●	●	●	●	●	●	
Endivien glatt					●	●	●	●	●	●	●	
Erbsen						●	●					
Federkohl	●	●	●								●	●
Fenchel						●	●	●	●	●	●	
Gurken					◗	●	●	●	●	●		
Herbstrübe	●	●	●	●					●	●	●	●
Kabis	●	●	●	●	●	●	●	●	●	●	●	●
Kardy										●	●	●
Karotten	●	●	●	●	●	●	●	●	●	●	●	●
Kartoffeln	●	●	●	●	●	●	●	●	●	●	●	●
Frühkartoffeln					●	●	●	●				
Kefen						●	●	●				
Knoblauch							●	●	●	●	●	
Knollensellerie	●	●	●	●	●	●	●	●	●	●	●	●
Kohlrabi			◗	●	●	●	●	●	●	●	●	
Kopfsalat			●	●	●	●	●	●	●	●	●	●
Krautstiel			◗	●	●	●	●	●	●	●	●	
Kürbis	●							●	●	●	●	●
Lattich			◗	●	●	●	●	●	●	●	●	
Lauch	●	●	●	●	●	●	●	●	●	●	●	●
Lollo rot			●	●	●	●	●	●	●	●	●	●
Löwenzahn		●	●	●								
Mairübe				●	●	●	●					
Melone							●	●	●	●		

 DAS GRÜNE SMOOTHIES 1x1

	Jan	Feb	Mär	Apr	Mai	Juni	Juli	Aug	Sep	Okt	Nov	Dez
Nüsslisalat	●	●	●	●	●	●	●	●	●	●	●	●
Pak-Choi									●	●	●	●
Paprika							●	●	●	●		
Pastinaken	●	●	●							●	●	●
Peperoni						◐	●	●	●	●		
Petersilie				●	●	●	●	●	●	●	●	●
Portulak	●	●	●	●	●	●	●	●	●	●	●	●
Radieschen	●	●	●	●	●	●	●	●	●	●	●	●
Rote Bete	●	●	●	●	●	●	●	●	●	●	●	●
Rettich				◐	●	●	●	●	●	●	●	
Rhabarber				●	●	●						
Romanesco					●	●	●	●	●	●	●	
Rosenkohl	●	●	◐						●	●	●	●
Rotkabis	●	●	●	●	●	●	●	●	●	●	●	●
Rüben	●	●	●	●	●	●	●	●	●	●	●	●
Salate (diverse)				●	●	●	●	●	●	●	●	
Schalotten	●							●	●	●	●	●
Schnittlauch	●	●	●	●	●	●	●	●	●	●	●	●
Schnittmangold					●	●	●	●	●	●		
Schwarzwurzel	●	●	●	●	●				◐	●	●	●
Sellerie	●	●	●	●	●	●	●	●	●	●	●	●
Spargel				◐	●	●						
Spinat			◐	●	●	●	●	●	●	●	●	◐
Stangensellerie					◐	●	●	●	●	●	◐	
Tomaten						◐	●	●	●	●		
Cher. Tomaten					●	●	●	●	●	●		
Perettitomate					●	●	●	●	●	●		
Rispentomate					●	●	●	●	●	●		
Topinambur	●	●	●							●	●	●
Weisskabis	●	●	●	●	●	●	●	●	●	●	●	●
Wirz	●	●	●	●	●	●	●	●	●	●	●	●
Zucchetti						◐	●	●	●	●		
Zuckerhut	●					◐	●	●	●	●	●	●
Zuckermais							◐	●	●	●		
Zwiebeln	●	●	●	●	●	●	●	●	●	●	●	●
Zwiebeln (Bund)				●	●	●	●	●	●	●		

7.2 Saisonkalender Obst

	Jan	Feb	Mär	Apr	Mai	Juni	Juli	Aug	Sep	Okt	Nov	Dez
Äpfel (Früh)							◗	●				
Äpfel (Herbst)									●	◖		
Äpfel (Lager)	●	●	●	●	●	●	◖		◗	●	●	●
Aprikosen							◗	◖				
Birnen (Früh)							◗	◖				
Birnen (Herbst)								◗	◖			
Birnen (Lager)	●	●	●						●	●	●	●
Brombeeren							◗	●	●	◖		
Cassis						◗	●	◖				
Erdbeeren						●	●	●	●			
Hagebutten									●	●	●	
Heidelbeeren							●	●	◖			
Himbeeren						◗	●	●	●	●		
Holunder, rot							◗	●	◖			
Holunder, schw.									●	●		
Johannisbeeren						◗	●	●				
Jostabeeren							●	●				
Kirschen						◗	●	◖				
Mirabellen								●	●			
Nektarinien								●				
Pfirsiche							◗	●	◖			
Pflaumen								●	●			
Preiselbeeren								◗	●	◖		
Quitten										●	◖	
Stachelbeere							●	◖				
Sanddorn									●	●		
Trauben									●	●	◖	
Zwetschgen								●	●	◖		

 DAS GRÜNE SMOOTHIES 1x1

8.Schlusswort

In meinem privaten Umfeld konnte ich schon viele Leute mit meiner Begeisterung für Grüne Smoothies anstecken und somit zu einer gesünderen Lebensweise bewegen. Ich hoffe wirklich sehr, dass dieser Funke auch auf Sie übergesprungen ist.

Mir hat es jedenfalls riesig Spaß gemacht dieses Buch hier zu schreiben und ich möchte mich an dieser Stelle bei meinem Lebensgefährten bedanken, der in den vergangenen Wochen, in denen ich an meinem Herzensprojekt gearbeitet habe, etwas zu kurz kam.

Ich würde mich sehr freuen wenn Sie mir mitteilen könnten, wie Ihnen das Buch gefallen hat und ob ich Ihnen helfen konnte. Mir ist jede Meinung wichtig und es wäre toll, wenn Sie sich diese eine Minute dafür nehmen könnten.

Amazon **Rezension schreiben** ★★★★★

Ich bedanke mich für Ihr Vertrauen und wünsche Ihnen alles Gute!

Ihre Antje Welten

9. Anhang, Rechtliches & Impressum

9.1 Notizen

9.2 Über die Autorin Antje Welten

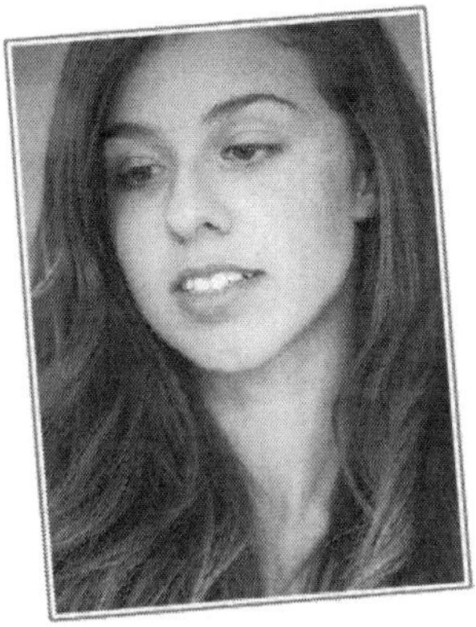

Antje Welten wurde 1987 als Tochter eines spanischen Unternehmers und einer deutschen Lehrerin in Darmstadt geboren. Ihre frühe Kindheit verbrachte sie in Alicante, bis sich ihre Familie Mitte der 90er Jahre in Wiesbaden niederließ. Heute studiert die 28-Jährige Philologie und veröffentlichte 2015 ihren ersten Ratgeber *Das Grüne Smoothies 1x1*.

Das Lektorat ihres ersten Buches übernahm dabei ihre Mutter M. Welten. Für die Illustration und Herausgabe ist ihr Bekannter S. Neumann verantwortlich.

9.2 Rechtliches

9.3 Impressum

Die Autorin Antje Welten wird herausgegeben von:

Stephan Neumann
essneumann[at]gmail[pkt]com
Brandströmstr. 21
45661 Recklinghausen
Germany

5708721R00065

Printed in Germany
by Amazon Distribution
GmbH, Leipzig